遺體美容操作手冊

Remains Makeup Manual

王慧芬◎主編　吳旼衛、連咨宸◎著

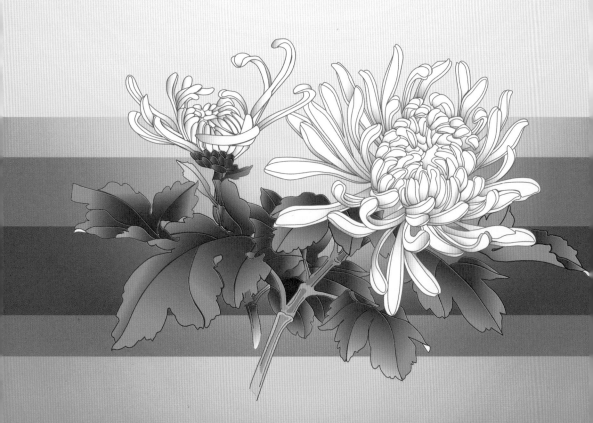

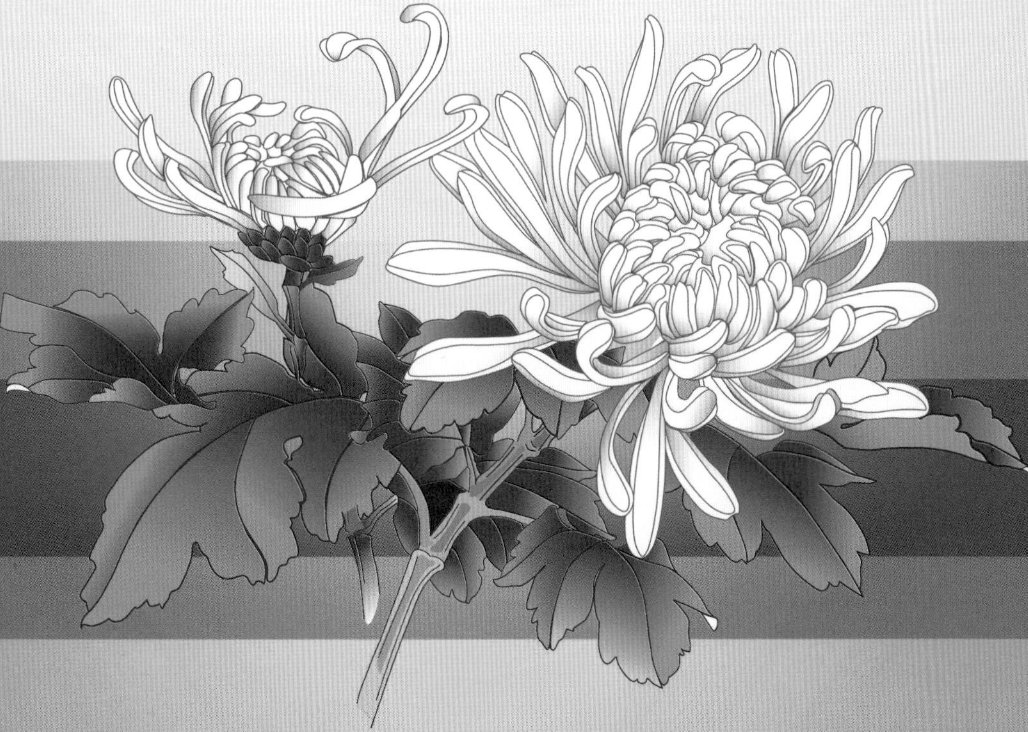

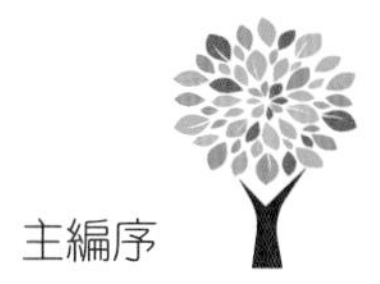

主編序

繼2021年《遺體處理操作手冊》專書出版後，2022年我們再接再厲出版《遺體美容操作手冊》。此次邀集了兩位老師，仁德醫專吳旼衛講師、連咨宸講師共同編著。本書的內容包含了遺體美容「證照教學」與「實務操作」兩部分。第一部分「遺體美容操作流程（初階）」著重於遺體美容實務操作面，內容涵蓋遺體美容導論、事前準備工作與用品介紹、七孔與臉部清潔操作流程、實際案例操作流程分析等，以深入淺出的方式，提供初學者從無到有的遺體美容知識，並佐以實際案例，逐一示範遺體美容操作的流程與步驟，完整而詳實。第二部分「乙級美容紙圖技法於丙級喪禮服務的運用」則是以目前勞動部喪禮服務丙級術科技能檢定之第二站模特兒紙圖教學操作解說為主。作者援引美容乙級的化妝技法，運用於喪禮服務丙級模特兒紙圖的繪製，就檢定中男女紙圖眉、眼、唇、頰部位的妝容進行細部比例、位置的操作說明，並採用教學過程學生紙圖作品為範例，展現教學成果。

為了確實且完美展示技能檢定考試模特兒妝容紙圖原貌，以及書中各位大德菩薩最後的真實尊容，我們決定不惜重資彩色出版，就是希望透過真實且分毫無差的色彩來體現遺體美容的精髓，讓初學者可以更快地掌握住紙圖彩妝、面部七孔清潔、化妝技巧。本人相信這本《遺體美容操作手冊》一定可以成為有志成為遺體化妝師的入門者，或是對遺體美容有興趣的讀者的案頭書。透過本書中針對喪禮服務丙級技能檢定的模特兒紙圖教學示範，初學者得以學習如何繪製完美紙圖順利考取證照，贏得進入殯葬業的門票。進一步也能夠透過書中實務操作流程示範，輕鬆掌握遺體美容的精髓，按圖索驥實用書中所教導之技能步驟，順利完成職場工作。

本書出版首先得感謝兩位老師不藏私，傾囊相授，造福學子。另外更要感謝書中的無聲英雄——作為教學示範的各位大德菩薩與其家人們。大德菩薩們奉獻出自己，家屬們無償地提供已故親人照片作為我們教學應用，讓遺體美容專業學術性得以逐步建立，透過教育培訓出更多優質的未來禮儀師，造福民眾與社會。期許透過本書的出版讓大眾破除死亡禁忌，真實體認遺體美容的價值與意義。相信有前行者的無私奉獻與付出，累積的善緣與福報必能帶來良善的成果。

王慧芬 敬書

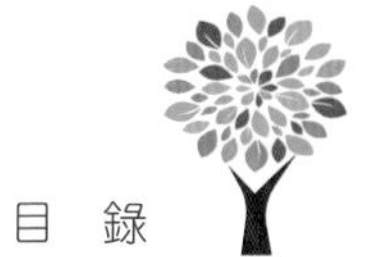

目　錄

Part 1

遺體美容操作流程

（初階）

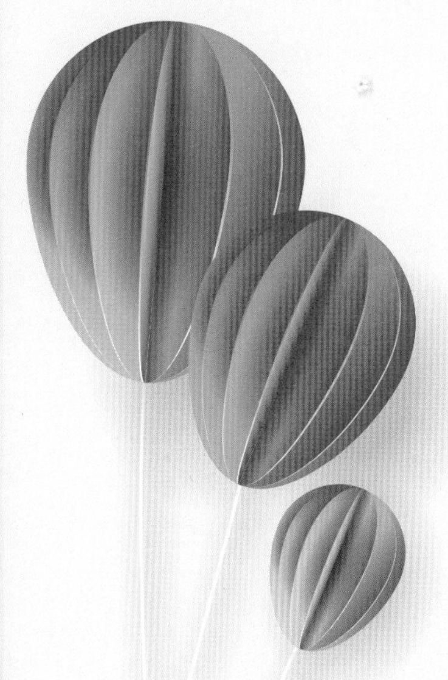

連涔宸

插畫繪製　生關學生

蔡沐秀

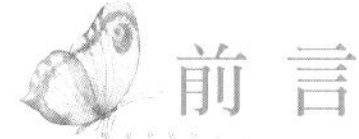

前言

因應殯葬產業需求，遺體修復受到越來越多的關注，因此遺體修復成為了新興行業。然而多數遺體從業人員卻忽略遺體美容的重要性，無論是自然死亡、疾病死亡甚至是意外死亡需要修復者，始終需要遺體美容作業。而坊間少有遺體美容相關探討或專書，也缺少遺體美容專業系統性培訓之單位，更無一整套作業流程可供參考。雖然政府已實施喪禮服務證照制度，但並未落實遺體從業人員教育訓練及從業規範，使遺體從業人員在遺體美容技術上依舊良莠不齊，且服務流程更欠缺透明化。產業中也始終無法落實遺體美容之標準作業流程，加上遺體從業人員缺少系統性專業培訓，皆是閉門造車累積得來的經驗，以致遺體美容操作流程相差甚大。

筆者根據自身累積的實務經驗，將遺體美容劃分為初階、中階、高階等三階段。此書籍主要分享初階基礎遺體美容實務操作流程及步驟說明，此內容並非政府所規範的遺體美容操作流程，畢竟目前為止政府並無遺體美容方面的相關規範，因此只針對實務操作經驗進行論述，期盼能給予遺體從業人員在實務操作上有所參考及助益，並帶領初學者瞭解清潔、基礎美容的重要性及操作技巧，準確掌握作業品質及提升服務專業度，進而獲得操作程序最佳化。

第一節　導論

隨著時代進步，現代人對於遺體美容的要求及期待，已不再是傳統的遺體化妝方式。傳統的面具妝及金童、玉女胭紅畫法，已無法滿足現代家屬對於遺體美容的需求。而遺體美容屬於專業性質的服務，因此才需要花費聘請專業人士操作，然而操作成果無法達到家屬需求，甚至讓家屬因妝容帶來的心理恐懼，而不敢直視親人的遺容時，此花費將會變成毫無意義。然遺體美容需要面對的是大體不同程度產生的變化，還有家屬對於髮妝的要求等，皆需要一定的溝通及操作能力，因此迫切需要一套系統性專業培訓，以漸進式方式學習套用在實務操作上，才能真正有效提升遺體從業人員的專業及家屬的滿意度。

一、遺體美容的意義

依從業經驗而言，有時常見前置作業在確認大體環節時，往往成年家屬會阻擋幼童接近，目的是害怕親人遺體的樣貌會驚嚇到幼童。但在現代工商時代，隔代間的親情聯繫，有時更勝父母與子女，最後卻因妝容的因素，使祖孫無法見上最後一面，令人實屬遺憾。反思成年家屬的考量是可以理解的，在這新的一系列遺體美容操作完成後，在妝容確認環節時，常見成年家屬主動帶幼童參與瞻仰遺容，同時跟幼童說著：趕快來看阿公（阿嬤）睡著了。

人體死亡後，因死亡原因、生理變化、冰存天數等種種因素，而產生不同程度的面容變化，因此無論性別、年長者、青少年甚至嬰幼兒，皆需要遺體美容服務。遺體美容不只是運用彩妝品美化膚色如此簡單，還要處理因死亡及冰存原因帶來的面部肌肉線條變化，如何操作才能使面部線條柔和、表情安詳，於彩妝品的色彩運用不浮誇，整體呈現有氣色的樣貌，最後再加上髮型技巧性處理，甚至加上配件的使用，整體統合才能達到遺容的完整性。而遺體美容的意義在於，藉由遺體從業人員的彩妝品運用及專業處理技巧，使遺容能更貼近生前狀態，看起來就像睡著的樣子，如此才能真正維護亡者的往生尊嚴，並給予家屬悲傷撫慰的功能。

二、遺體洗穿化的初階、中階與高階的等級分別

遺體美容在於實務操作上，不僅僅只是把化妝品塗在臉上，人體死亡後，結痂（醫療行為的氧氣罩壓痕及固定鼻胃管的膠帶重複黏貼等乾固的傷口）、希式面容（面部蒼白無氣色）、唇部發紺（紫色或青綠色）、屍斑（片狀或大面積紫紅色）、瘀傷、凹陷（疾病消瘦及冰存造成的脫水現象、缺牙、沒戴假牙）等因素，需要做不同程度的微整及妝容處理，依照遺體面容膚色調整底妝色澤，再視面部狀況做局部或片狀遮瑕。

隨著時代改變，遺體美容也不再只是面部的妝容，家屬對於髮型梳理、配件裝飾，甚至服裝搭配，也都有了更多期待，不論妝髮上如何精進，皆應以恢復其生前樣貌為主要目的。因此遺體美容需視處理難易度分為三階段，才能真正有效地系統性逐步學習，提升遺體服務技能。**圖1-1**為遺體美容階級分類內容說明，及項目內容細項。

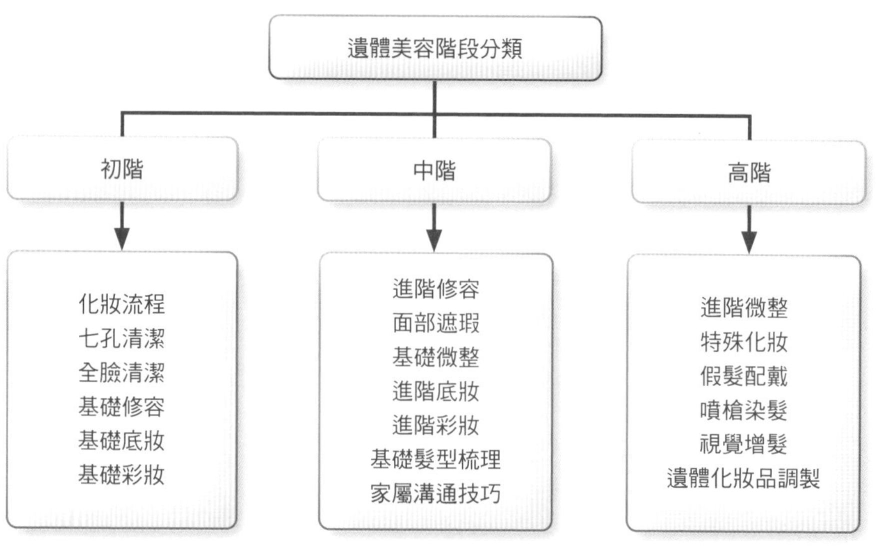

圖1-1　遺體美容階級分類

(一)初階美容

初學者學習遺體美容時，應將學習重點放在瞭解遺體美容的操作流程，而七孔清潔為遺體美容衛生之基礎，全臉消毒及角質清潔、基礎修容、基礎底妝、基礎彩妝部分，皆為整體妝容的重要環節，環環相扣切不可馬虎。另包含認識基本的使用工具、操作技巧，還須瞭解操作的流程及必要性，這些都是初學者必須學習的要點。如此才不會有只懂操作，而家屬或業者詢問操作原因時，不知如何應對的狀況發生。

正確地操作步驟及處理技巧，不僅能夠使面部肌肉線條柔和，還可幫助整體妝容呈現自然氣色。彩妝的環節，主要以眉、眼、唇等部分，輔助底妝氣色的呈現，使妝後能更貼近生前的樣貌，如此才是遺體美容操作的最初目的，以上是建議初學者應先熟悉基礎的學習要點。

1.化妝流程：認識初階遺體美容的操作流程。
2.七孔清潔：瞭解並熟悉眼、鼻、口、耳等七孔清潔的用具及操作技巧。
3.全臉清潔：瞭解全臉清潔的必要性，並充分掌握用具及操作技巧。
4.基礎修容：認識修眉、鼻毛、鬍鬚基本用具及操作技巧。
5.基礎底妝：妝前油操作技巧、粉底的上粉技巧、散粉定妝的基本用品及操作技巧。
6.基礎彩妝：基礎畫眉、眼線、睫毛、唇形的刷具、彩妝用品選擇、操作技巧。

(二)中階美容

如何利用正確的粉底色調，使整體妝容呈現氣色感，再視面部狀況做局部及片狀遮瑕。疾病、醫療行為、意外等結痂創口，都屬於一般完整性大體須處理的狀況，判斷及創口遮瑕處理，是遺體從業人員所具備的能力。隨著時代改變，遺體美容也不再只是面部妝容、臉頰及雙唇凹陷處理技巧、如何裝戴假牙等，還需加入基礎的髮型梳理，使遺容更加完整性。

但面對陌生的遺體，如何操作才能更貼近生前的樣貌，則須仰賴家屬提供生前的生活照，以及家屬溝通環節的充分溝通。學習家屬溝通技巧前，必須先熟悉初階美容的操作流程，在詢問家屬需求時，也需要主動說明操作流程及建議的處理方式，之後再詢問家屬意見。如果對於操作流程及處理方式不熟悉，如何向家屬說明及溝通？此外，溝通時應注意的禮節，談話音調及遺體從業人員自身的儀容等，都是中階應學習的重點。

1.進階修容：男性與女性的眉型區別、修改高低眉等操作技巧。
2.面部遮瑕：創口結痂、黑眼圈、瘀傷等，局部與片狀遮瑕處理技巧。
3.基礎微整：假牙裝戴，臉頰、雙唇等凹陷填充操作方式。
4.進階底妝：冷色、中色、暖色等，三大色系粉底運用。
5.進階彩妝：彩妝品選擇、仿畫眉流、傳統紋眉修飾、眼影、腮紅、假唇處理技巧、男性唇色調配等操作技巧。
6.基礎髮型梳理：基礎梳理技巧、吹風、頭皮角質處理的快速操作技巧。
7.家屬溝通技巧：遺體美容師儀態、遺體美容服務流程說明、不合理要求應變能力、溝通禮節。

(三)高階美容

在一系列的遺體美容操作技巧學習後，最後即進入高階美容。包含眼球及眼窩凹陷，造成雙眼無法閉合的狀況，因傳統觀念為雙眼無法閉合象徵死不瞑目，無形中也會帶給家屬許多的疑惑及缺憾。因此為求恢復生前容貌的完整性，使用玻尿酸注射填充是有必要的操作，但適宜的填充用品選擇及操作技巧都需要確實瞭解。另外疾病及死亡原因造成全臉蠟黃、屍斑、屍綠等，需理解彩妝品及操作技巧運用，這些都屬於高階美容的學習範圍。

除了臉上的妝容之外，髮型的設計也是學習的要點，包含快速且自然的染髮操作、假髮配戴，以及如何在有限的時間內，創造視覺上的增髮效果。歐美品牌的遺體專用化妝品，購買不易且價格高昂，不是每一位遺體從業人員能夠負擔的，但開架式的一般化妝品又無法完全符合遺體使用。因此如何利用美妝購買通路購得的化妝品及化工原料，調配出適宜遺體專用的防水粉底，也是高階美容應學習的重點。

1.進階微整：眼球、眼窩凹陷，填充用品的注射操作技巧。
2.特殊化妝：疾病（全臉蠟黃）、屍斑（紫紅）、腐敗（屍綠）、縫合創口（皮膚臘處理的妝容）等，彩妝品用具選擇及操作技巧。
3.假髮配戴：假髮材質選擇、假髮配戴操作技巧。
4.噴槍染髮：輕便型馬達、簡易清洗型噴筆、染劑選擇與操作技巧。
5.視覺增髮：視覺增髮原理、增髮材料選擇及操作技巧。
6.遺體化妝品調製：遺體適用的防水粉底、唇膏、散粉等材料及調合操作技巧。

三、遺體美容的過去、現在、未來

(一)遺體美容的過去

在過去的遺體美容作業，遺體從業人員並未受過專業訓練，也不講究所謂的遺體美學。在妝容上，只知道把所有的彩妝品畫上去，**圖1-2**傳統妝容的案例照片中，所呈現的即是2006年的遺體美容。無遮蓋瘀傷及縫

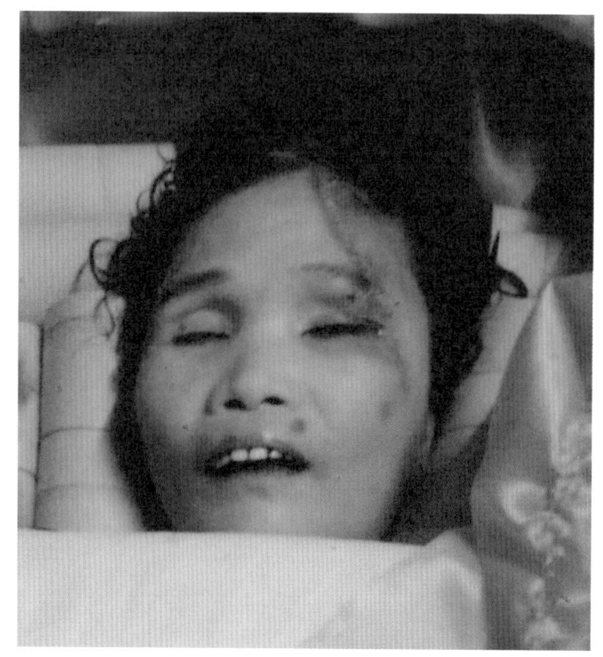

圖1-2　傳統妝容

合後的傷疤、蒼白的底妝、誇張的眼線、不協調的眉型、鮮豔浮誇的唇色、凌亂的髮型，以及面部肌肉的不自然表情。遺體從業人員化妝後的妝容，並沒有因遺體美容服務而撫慰到家屬悲傷的情緒，反而因亡者最後的妝容影像，留給家屬的是一輩子的缺憾及傷痛。喪禮的所有過程都無法重來，而家屬也不懂什麼是遺體美容，最終只能無奈地接受，更多的是伴隨終生的遺憾。

(二)遺體美容的現在

相較於過去的傳統殯葬行業，如今的殯葬業更趨於現代化，一改從前對於殯葬行業帶來的灰暗、恐怖印象。雖然目前有喪禮服務丙級術科中的化妝關卡，但礙於考試的模特是活人，其中的七孔清潔操作步驟，只能以化妝棉沾取化妝水代替酒精，在七孔的表面帶過，因此使許多初學者的遺體從業人員，甚至誤以為化妝水是保濕效果，在粉底前使用化妝水擦拭面部。事實上是因考試中的模特是活人，酒精擦拭會帶給面部肌膚刺激感，才會使用化妝水代替，而實務上的七孔與全臉清潔操作並非如此，而證照是專業的體現，應讓遺體從業人員瞭解考試操作及實務上的差異之處。

現今的遺體美容相較過去，金童、玉女般的誇張腮紅已較少出現，但仍舊欠缺所謂的自然妝感。**圖1-3**的現代妝容案例照片中，所呈現的是蒼白且毫無氣色的面具妝容，厚重的底妝、不符合性別的口紅色調、不協

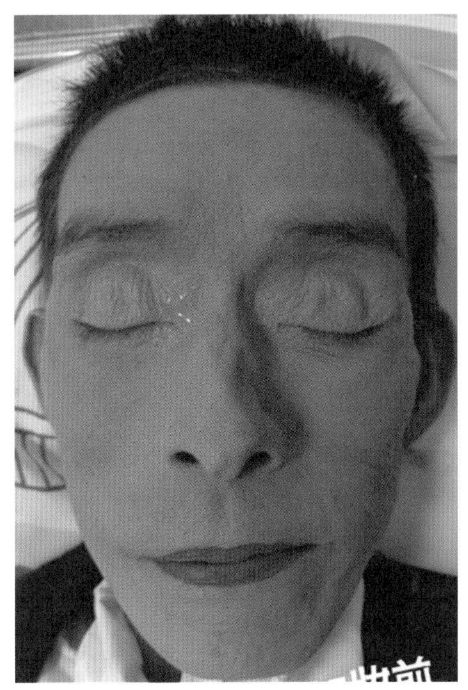

圖1-3　現代妝容

調的唇型，如此的妝容，依舊無法藉由遺體美容撫慰家屬悲傷的心。期盼有更多的遺體從業人員，能重視且精進於遺體美容的基礎學習，如此才是遺體美容的最終意義。

國內缺乏遺體處理培訓教育單位，坊間多數的遺體修復從業人員，技術都由自我經驗的摸索累積而來，個人的摸索及研究，不及團隊的合作來得快速成長。期望政府單位及殯葬相關之專業學校，能為此開啟遺體處理專業的培訓單位，使有志服務遺體的從業人員提升專業理論及操作技術。

(三)遺體美容的未來

遺體美容與人體美容，雖服務的對象不同，但現實中，在遺體美容所使用的彩妝用品，大都是人體的彩妝用品，化妝技巧也是雷同。而未來的遺體美容，不該只是局限在所謂的「死人」妝，應該像**圖1-4**的照片案例中，藉由人體的彩妝用品及操作技巧，使亡者的整體妝容，恢復其生前樣貌為最終目的。

選擇貼近亡者生前膚色的粉底，底妝透出微微的光澤感（盡可能讓底妝看起來有氣色，卻像沒化妝般的自然），口紅上色自然不浮誇，眉尾上揚，面部表情自然，即使少了眼影、腮紅的襯托，整體的妝容卻能呈現安詳，看起來就像睡著的樣子。每個人都希望死得有尊嚴，包含最後的遺容整理，如果最後的遺容是帶給親友恐懼的印象，又何來的尊嚴可言？而亡者最後的影像，會烙印在家屬的心中，安詳的妝容對於家屬悲傷的撫慰，才能達到一定的作用。而未來的遺體美容，除了面部的妝容之外，髮型梳理應該更加多元化，還有配件的運用、香水濆灑、服裝的改變等等，都是未來的遺體美容應該做的改變。

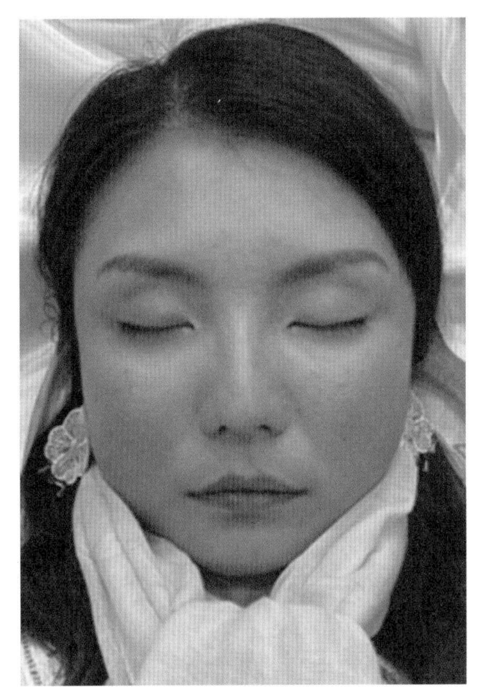

圖1-4　未來妝容

第二節　遺體美容操作流程

作業流程能夠作為培訓遺體從業人員的參考依據，也可以培養遺體從業人員良好的工作習慣，更有利於從業人員提高執行效率及降低失誤率，確保服務品質與降低成本耗損，使成為企業及個人遵循的工作習慣。而作業流程的目的在於使作業流程標準化，但由於每個人的審美觀與認知不同，加上每位亡者需要處理的狀況也不同，因此除了作業流程之外，理應隨著家屬需求及遺體面部狀況作些許的調整，如此才能讓家屬滿意度提升。**圖2-1**遺體美容操作流程中，粉紅色圖框為遺體美容操作流

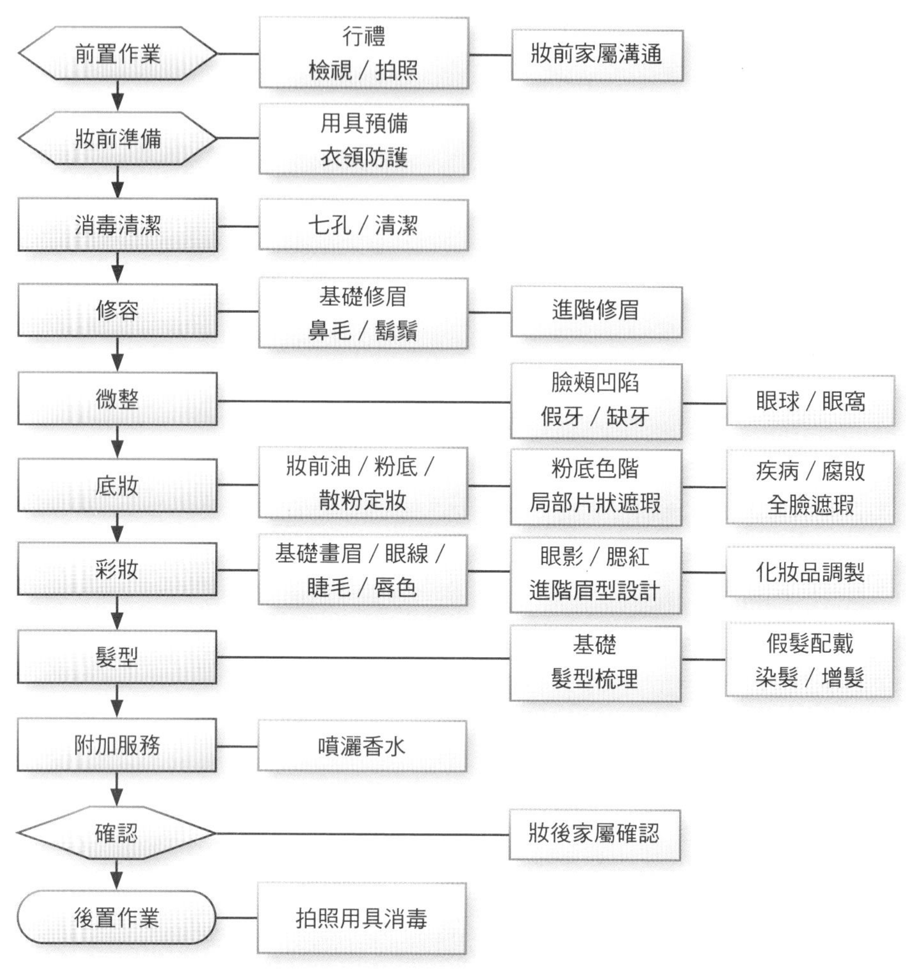

圖2-1　遺體美容服務流程

程主體，綠色圖框為遺體美容在初階學習時，應先熟悉的重點，也是遺體美容中階學習中，作為與家屬溝通環節的基礎。藍色圖框則是中階學習時，進階學習的項目，黃色圖框為高階學習項目，主要高階底妝遮瑕及髮型設計為學習要點。本章節則主要以綠色圖底的初階項目做說明分析。

服務業「以客為尊」的理念，理應用在遺體服務，除了標準化操作程序及處理技術外，更需要考量每個人的審美觀皆不同，傾聽家屬的需求，主動說明其作業流程，並尊重家屬的意見及感受，做適當的調整。因此，執行作業流程的前後理應著重在家屬溝通的程序上，使家屬清楚操作程序與作業內容，建構作業流程不僅可增加從業人員作業效率，更可增強家屬滿意度的提升。

一、前置作業與妝前準備流程

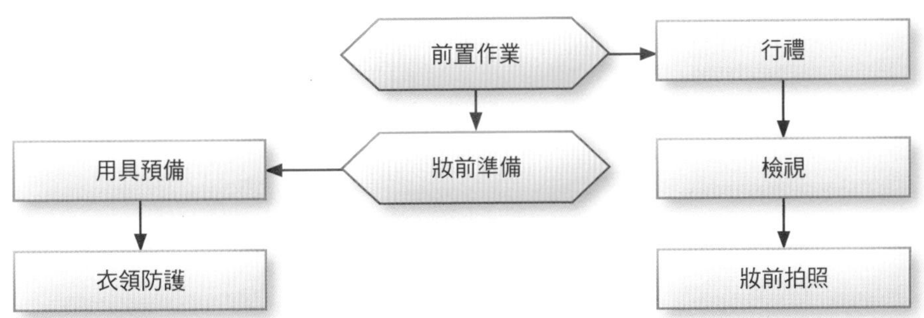

圖2-2　前置作業與妝前準備流程圖

(一)行禮

1.家屬：禮儀是人與人之間重要的禮節，尤其是在進入喪家時，首先見到的是家屬們，在陌生的家屬們面前，行禮、微笑也是拉進陌生距離的其中一種方式。在步行進入喪家見到家屬行禮時，應背部彎曲向前傾呈15度（如**圖2-3**）並面帶微笑（嘴角微微上揚），這是身為遺體從業人員在初見家屬時，基本的禮節。因此遺體從業人員除了自身的穿著儀態、乾淨整潔的化妝箱之外，見到家屬行禮、微

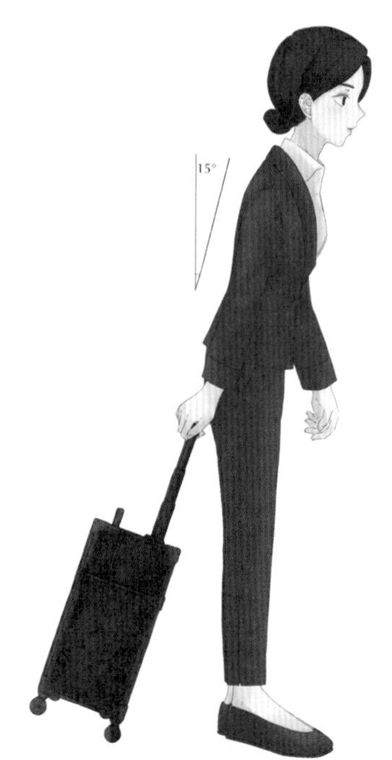

圖2-3　15度行禮示意圖

笑打招呼，也是遺體從業人員需要注意的禮節。

2.亡者：雖服務對象已無法呼吸，也無法給予反饋，但亡者曾經也是「人」，在家屬們的眼中，是最親愛的家人。所謂「死者為大」，無論亡者年紀如何，就算只是幼童，也應給予最高敬意（90度行禮）。在服務前後應向亡者行禮，雙手疊放置於小腹位置，背部彎曲向前傾呈90度（如圖2-4），這是對於亡者表達最高敬意。

(二)檢視

以目視檢查亡者面部需要美容的狀況。

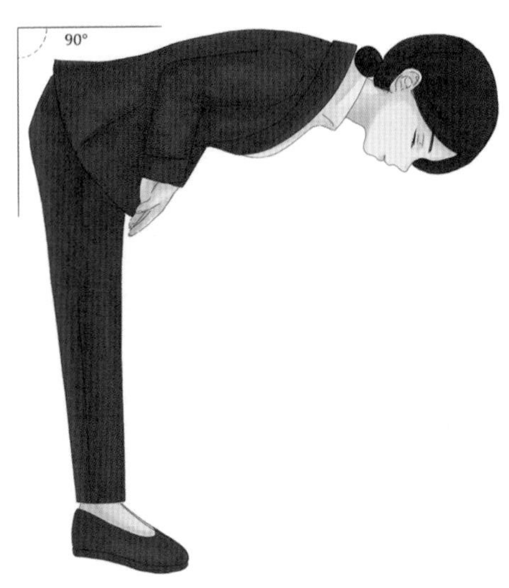

圖2-4　90度行禮示意圖

(三)拍照

1.拍照目的：遺體的冰存狀況及死亡原因，都會造成退冰後所產生程度不一的變化。而實務上，在殯儀館的化妝作業，往往都是妝容完成後，才會請家屬確認妝容。而家屬的印象只會停留在剛死亡後（冰存前），卻不知退冰後到遺體從業人員化妝時，大體已產生巨大變化。而業者並非接體人員，也不是專業的遺體從業人員，無法提早預知退冰後的狀況。因此拍照的目的，是為了讓家屬於妝前、妝後做對比，使家屬瞭解化妝的前後區別，因照片拍攝記錄往往勝過遺體從業人員的口述。以下圖片案例為於七月夏日炎熱的氣候，僅僅落水三小時打撈，退冰後產生的面部屍綠變化（**圖2-5**）。

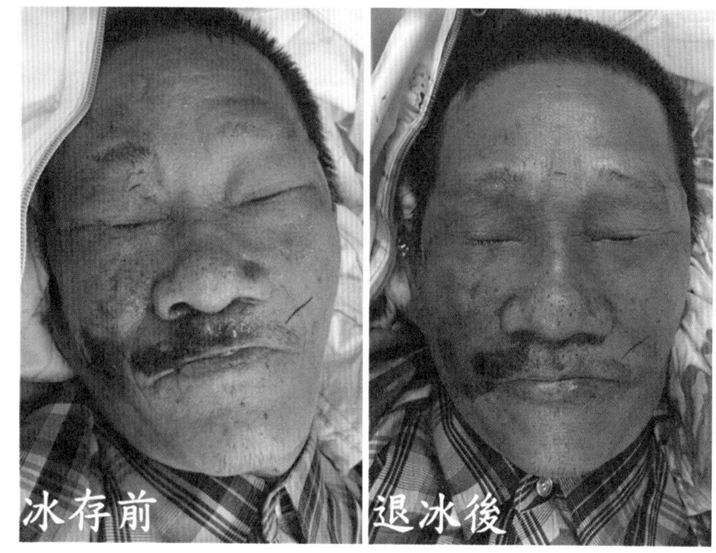

圖2-5　溺水冰存前、後案例

2.拍照方式：拍攝正面及側面各一張。

(1)正面照：考量人的五官，有可能因原生長、疾病、意外等因素，以致耳貼頭、眉毛高低、眉毛稀疏、鼻頭及口部歪斜等，無法以單個基準點對其拍攝，因此需要綜合三個基準點（如圖2-6）。先將手機置於亡者面部正上面，以鼻樑到下巴中心為第一個基準點，第二以雙眼閉闔線為第二個基準點，最後再以露出的雙耳為第三個基準點，能清楚正視五官為拍攝正面照之要點。

(2)側面照：需置於面部側方，以顴骨作為中心點，以45°（圖2-7）及90°（圖2-8）拍攝，能清楚看見頭髮、側臉、耳朵為主。在棺木內化妝時，因棺內空間限制問題，最適宜以45°拍攝側面照。

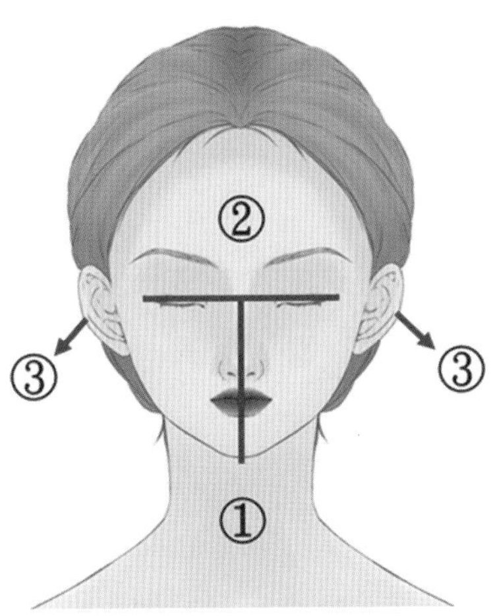

圖2-6　正面拍照基準點示意圖

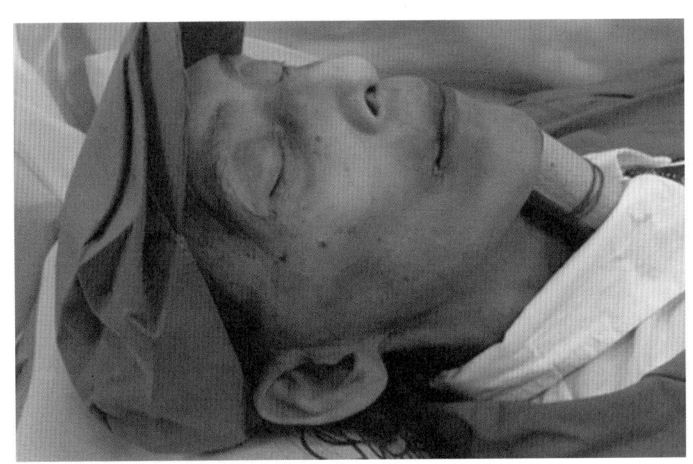

圖2-7　側面45度拍攝示意圖

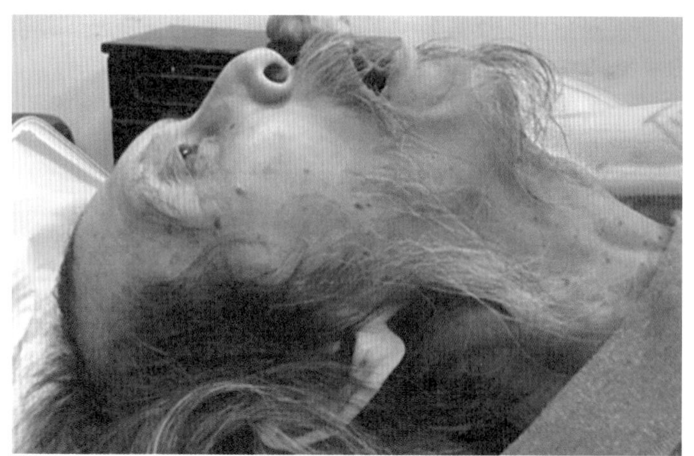

圖2-8　側面90度拍攝示意圖

(四)預備

依照檢視面部狀況，將所需使用的清潔用具及彩妝用品，整齊置放於工作檯桌面（如圖2-9）。

(五)衣領防護

在清潔操作前，需取不織布或毛巾墊於衣領，以防止彩妝用品沾染衣物（如圖2-10）。

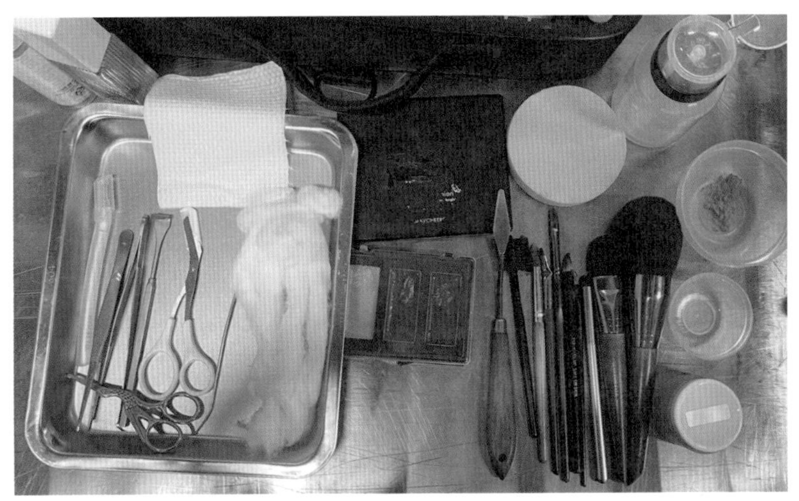

圖2-9　用具預備示意圖

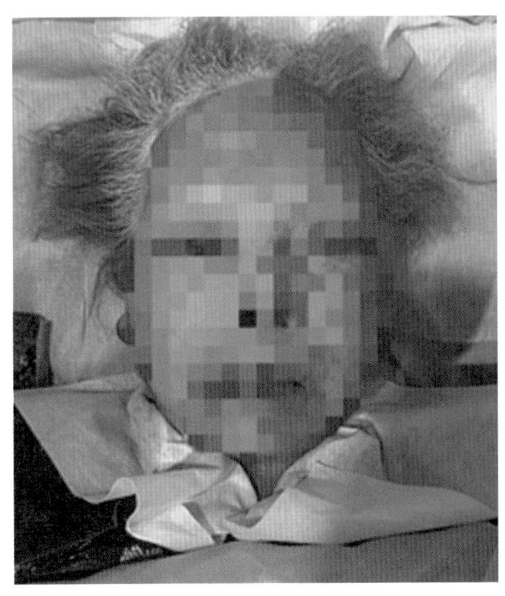

圖2-10　衣領防護示意圖

二、面部消毒清潔與修容流程

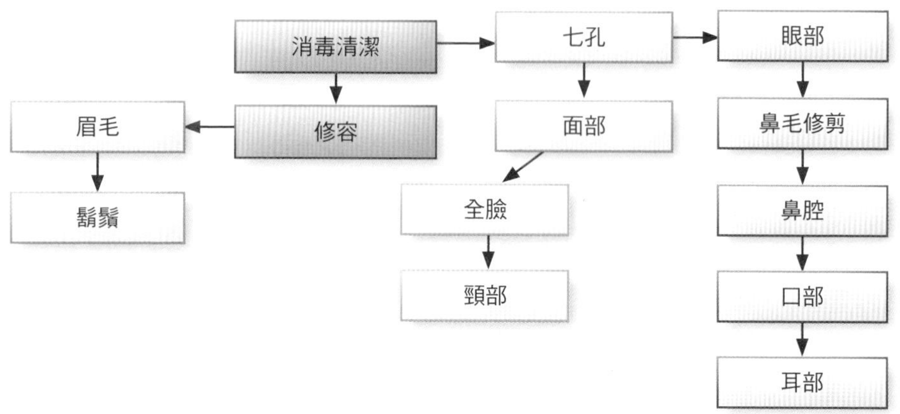

圖2-11　七孔與全臉清潔流程圖

(一)消毒清潔

所謂的七孔指面部五官，眼、鼻、口、耳等七孔，由上至下順序清潔。而面部清潔則包含全臉、頸部。

(二)修容

遺體面部「修容」指修剪影響臉部妝容多餘的雜毛，例如：眉毛、鼻毛、鬍鬚等，其鼻腔清潔時，需先修剪鼻毛有助於鼻孔清潔，因此才會在鼻腔清潔時先行修剪。修容順序為五官由上（眉）至下（鬍鬚），但如熟悉清潔步驟，則不需一定要照此順序，只要記得處理即可。

三、底妝、彩妝流程

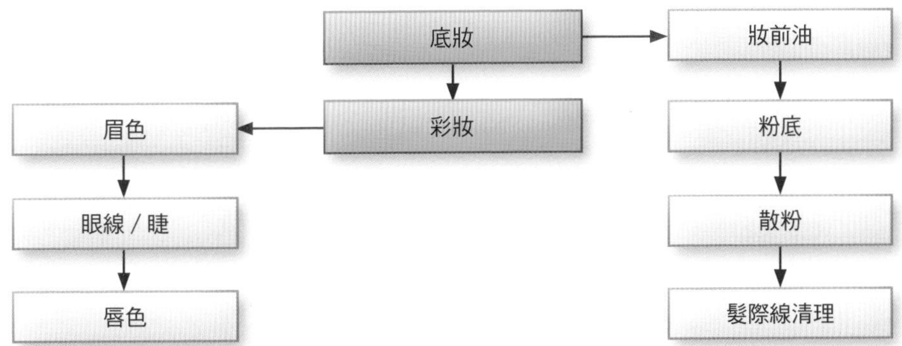

圖2-12　上妝流程圖

(一)底妝

底妝指貼合在臉部肌膚上，能美化並改變膚色的化妝用品，先以妝前油滋潤臉部表面肌膚，再選擇適宜亡者膚色的粉底，上全臉修飾美化膚色，最後再上散粉定妝。

(二)彩妝

指有色彩的化妝品，面部五官如：眉、眼、唇由上至下順序補色修飾，凸顯整體妝容，增加氣色。

四、附加服務與後置作業流程

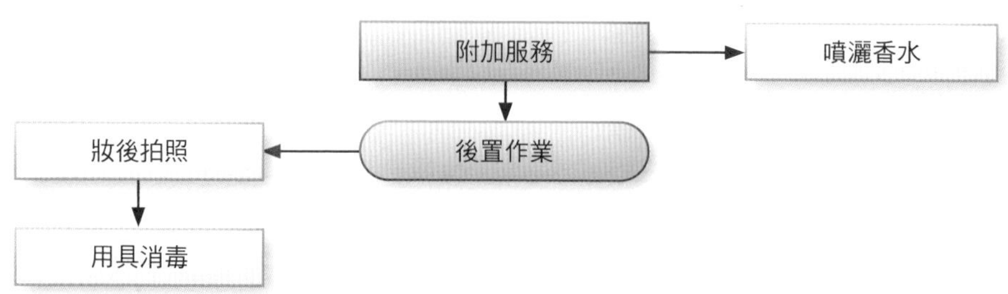

圖2-13　附加服務與後置作業流程圖

(一)附加服務——噴灑香水

因大體死亡變化過程中，難免散發難聞的異味，最後可輔助噴香水的附加服務。實務上經驗而言，以茉莉、玫瑰、檀香或木質香調的香味，家屬接受度最高，因亡者大都為年長者居多，其選擇的香味適宜淡雅，不宜選擇過於濃郁嗆鼻的香味。大約噴2-3下即可，噴灑太多反而會有反效果（因有少數家屬對香水過敏）。建議噴灑位置：

1.肩領處：在瞻仰遺容時，家屬靠近親人遺體臉龐告別時，可聞嗅其香味，因噴灑區域較小，只有在靠近遺體面容時較能聞香（**圖2-14**）。

2.往生被處：噴灑區域分為上（胸口位置）、中（腹部位置）、下（小腿位置），因噴灑位置較廣，棺木周圍瞻仰遺容的親屬們皆可聞其香味（**圖2-15**）。

(二)後置作業

1.妝後拍照：整體完妝後，需拍正面（**圖2-16**）及45°側面照（**圖**

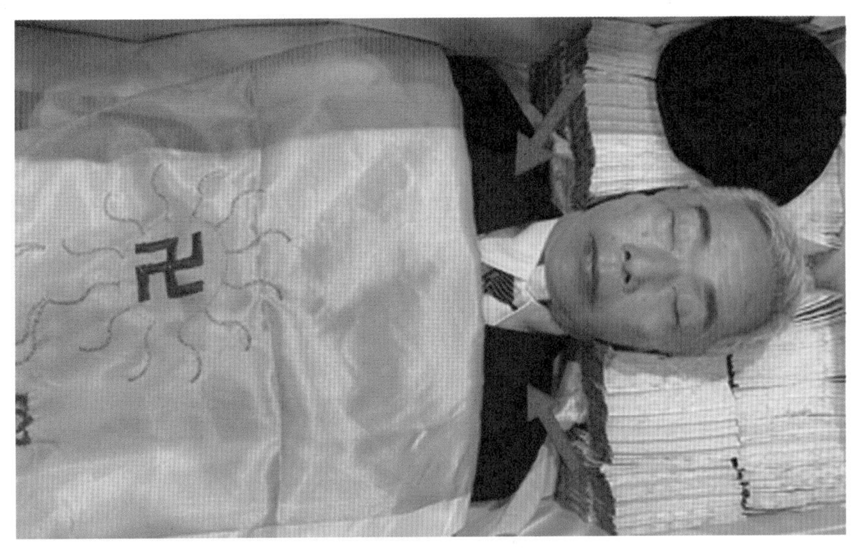

圖2-14　肩領處噴灑香水位置示意圖

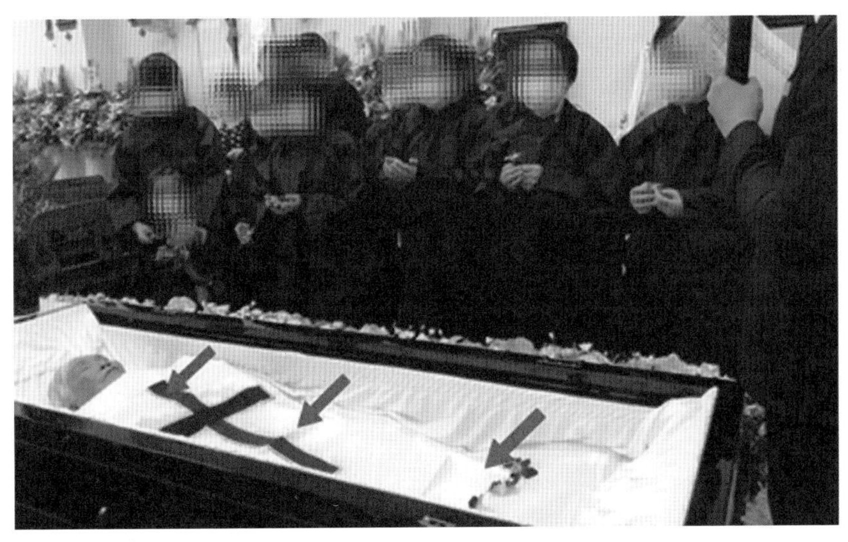

圖2-15　往生被噴灑香水位置示意圖

2-17），以便提供家屬做妝前、妝後的對比。遺體美容的照片，須注意拍照的現場光線，採自然光且正面光線（光源直接正對亡者的面部）效果最佳。如遇喪家現場燈光較為昏暗，則拍攝時，建議先調整手機拍攝的明亮度後，再拍攝為佳。

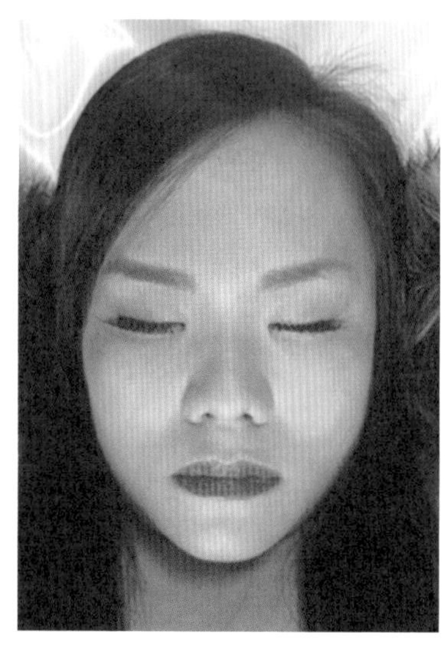

圖2-16　自然光正面照拍攝案例

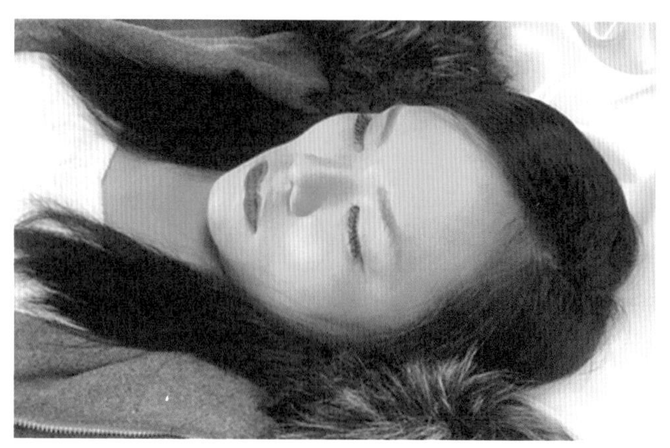

圖2-17　自然光側面照拍攝案例

2.用具消毒：化妝箱的用具應分類擺放整齊，並保持化妝箱內外的整潔，是身為專業的遺體從業人員應有的素質。在取用處理的過程中，難免會沾染細菌及彩妝品，因此在每一次服務結束後，都需要用酒精確實消毒後，再放回化妝箱內，其良好的衛生習慣，也是遺體從業人員需必備的條件之一。清潔順序盡可能依照用具及器械的汙染程度，作為消毒清潔的排序。

(1)操作用品：酒精、不織布。

(2)消毒順序：瓶裝及盒裝用品類→鐵盤→器械類→刷具類→酒精瓶→化妝箱。

(3)操作步驟說明如**圖2-18**。

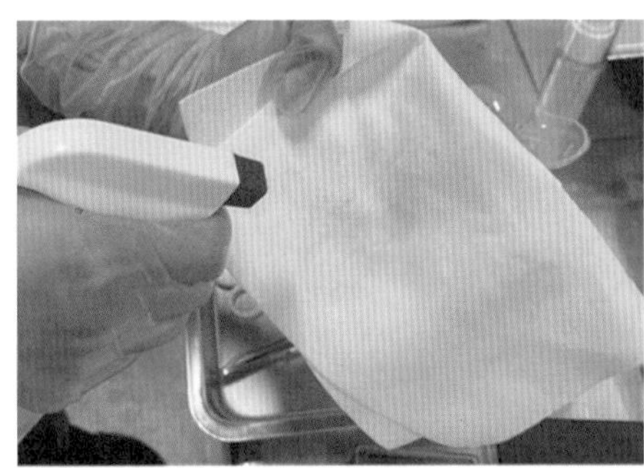

①酒精噴灑在不織布上。

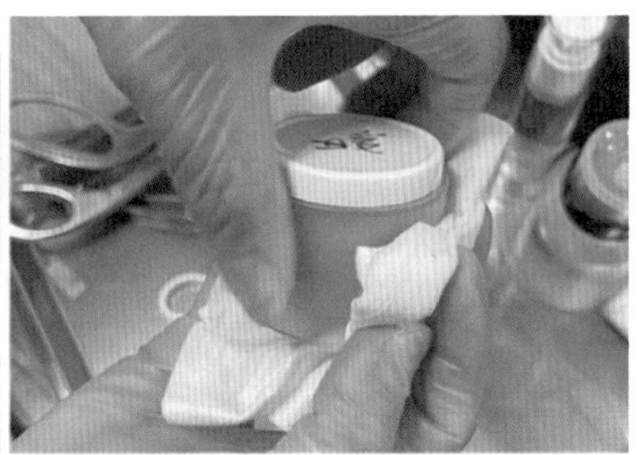

②首先清潔所有的瓶裝用品及盒裝彩妝品，並放回化妝箱。

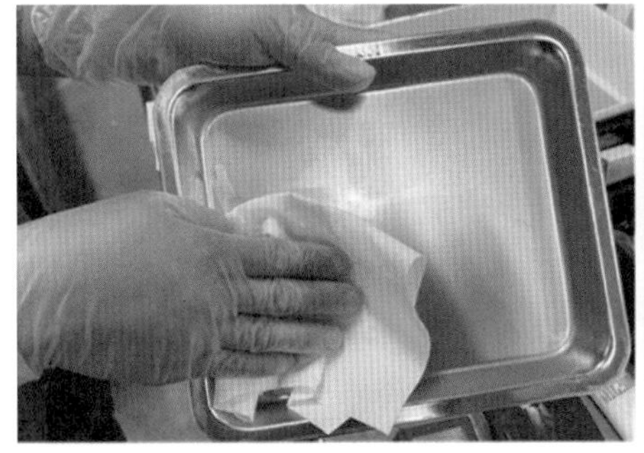

③擦拭消毒鐵盤。

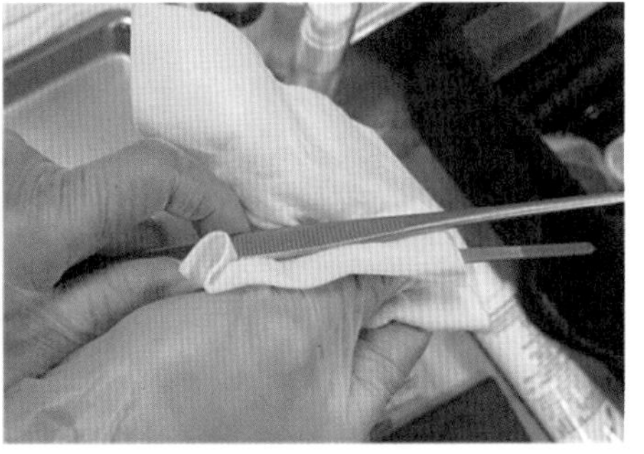

④確實消毒器械類工具後，暫置於消毒過的鐵盤中。

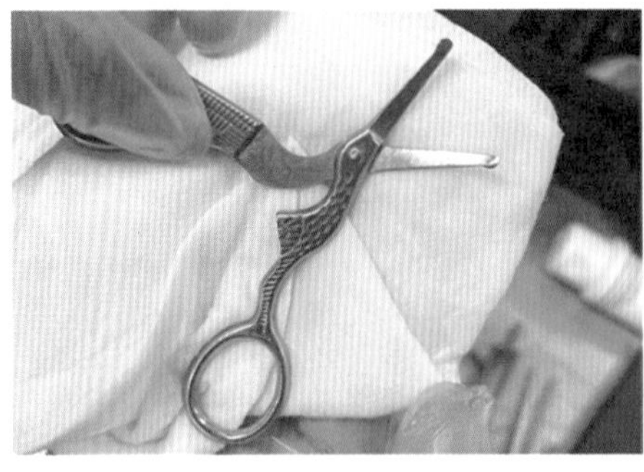

⑤刀剪類器械需將開口處確實消毒。

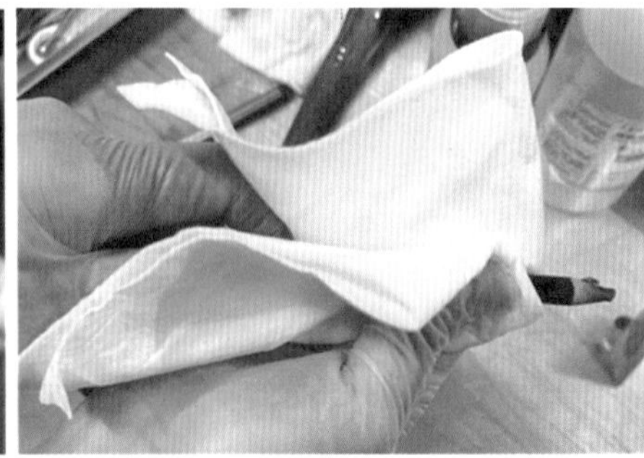

⑥消毒筆狀類彩妝品。

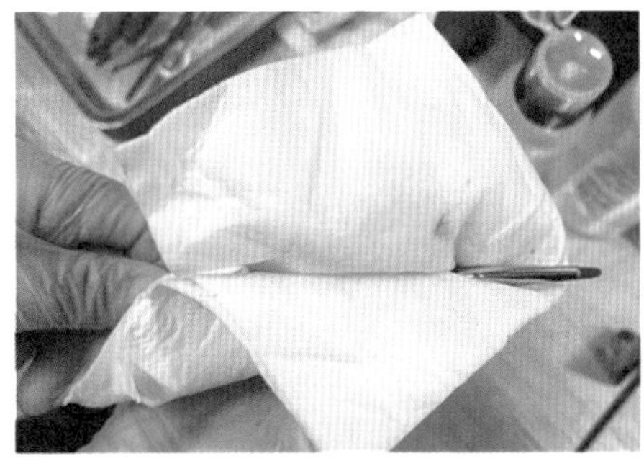

⑦消毒小支刷具，應確實清潔刷毛中沾染的彩妝品。

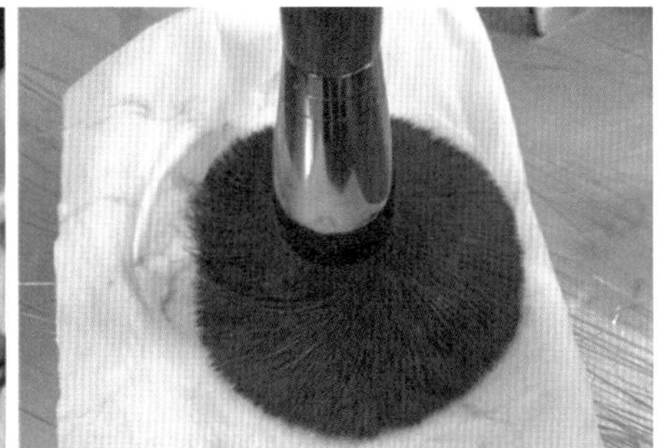

⑧大刷具應像圖片中消毒清潔刷毛中的彩妝品。

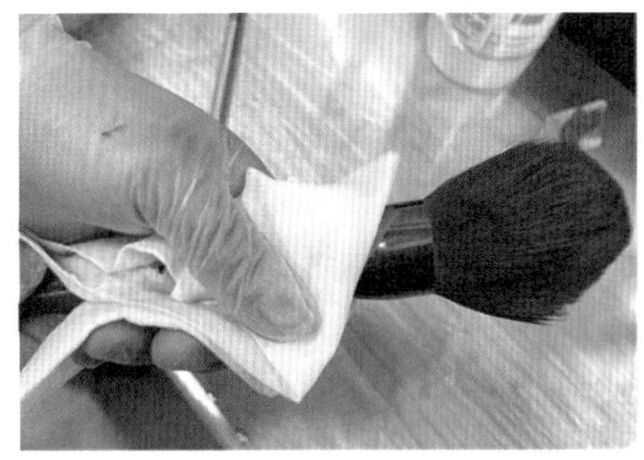

⑨消毒刷具柄身及順毛。

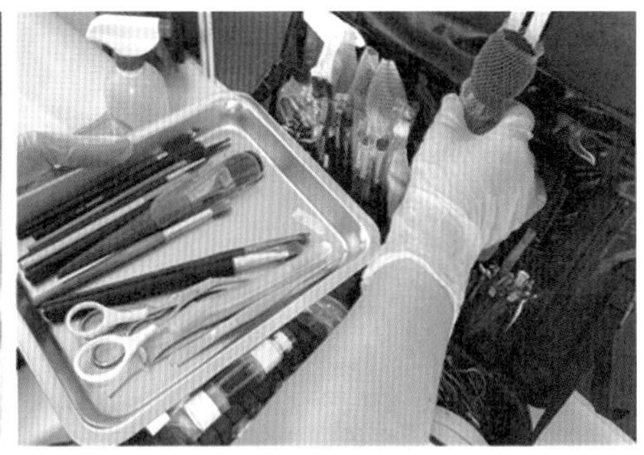

⑩將鐵盤上已消毒用具放回化妝箱。

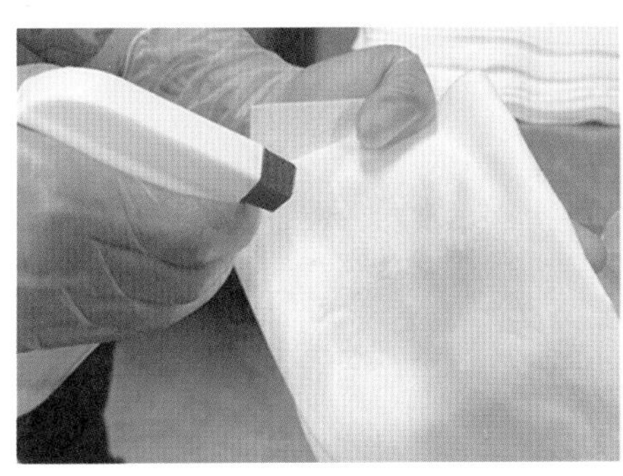

⑪取新的不織布，並噴灑酒精。

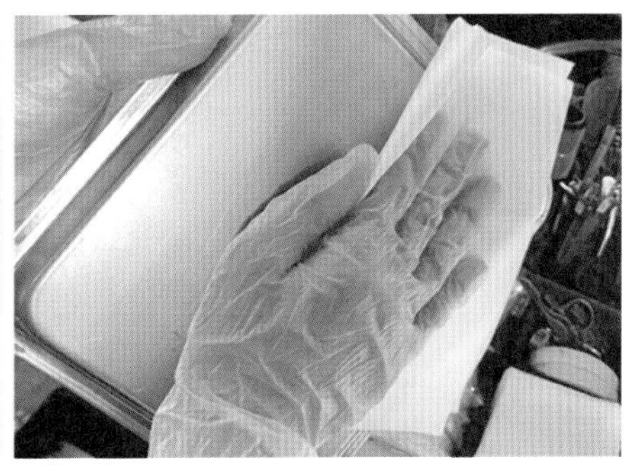

⑫將鐵盤再次清潔後，放回化妝箱，並擦拭清潔桌面。

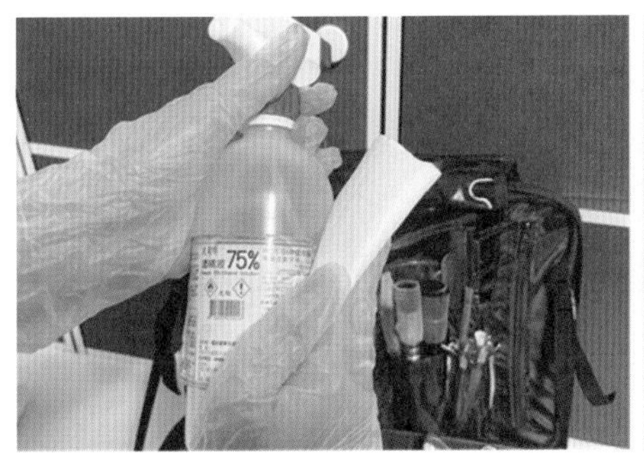

⑬消毒酒精瓶，並放回化妝箱內。

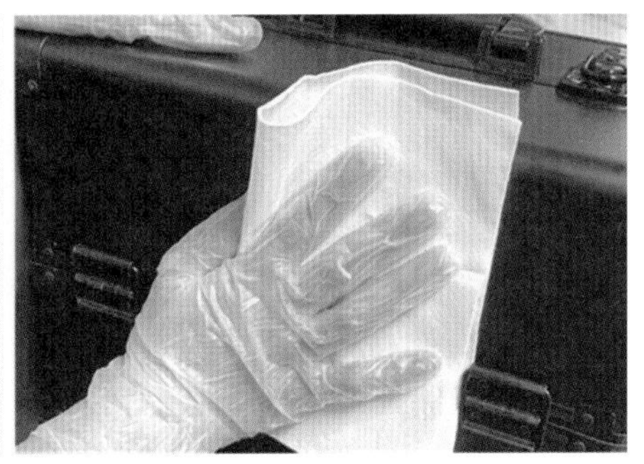

⑭擦拭消毒化妝箱。

圖2-18　用具消毒操作過程

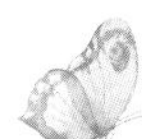

第三節　七孔與全臉清潔操作

本節為帶領初學者，能更瞭解遺體面部的妝前清潔作業流程，逐一分析七孔及臉部消毒、清潔護理， 包含操作目的、清潔用具介紹、操作步驟圖說明、局部清潔案例圖等，能使初學者瞭解操作的意義及掌握技巧。

一、七孔與全臉清潔目的

每個人都是乾乾淨淨來到這世上，就應該乾乾淨淨地離開。酒精消毒七孔其目的與遺體衛生有關，人體死亡後，生理機能停止，體內血液及臟器快速腐敗，衍生出肉眼看不見的細菌，從面部的眼、鼻、口、耳等孔洞，散布在空氣中。酒精消毒孔洞所附著之細菌，及附著在孔洞的分泌物之外，還需清潔口腔內食物殘渣、舌苔、組織液等，並減緩口腔散發之異味，保護其遺體處理人員及瞻仰遺容的家屬之衛生安全，並維護往生者尊嚴。

全臉清潔不僅是妝前的基本護理，角質清潔是否做到位，也關係到後續的底妝是否能夠呈現薄透自然。且人體死亡會歷經屍僵期（指肌肉僵硬攣縮的現象），冰存遺體的溫度會在短時間內，急速凍化面部的肌肉，加上退冰後的脫水過程，無形中都會讓面部肌肉紋理產生一定的變化，且大量流失肌膚的水分。遺體美容不僅是消毒、清潔及彩妝即可，還須調整面部的肌肉線條，使表情呈現安詳。因此調整面部肌肉的第一

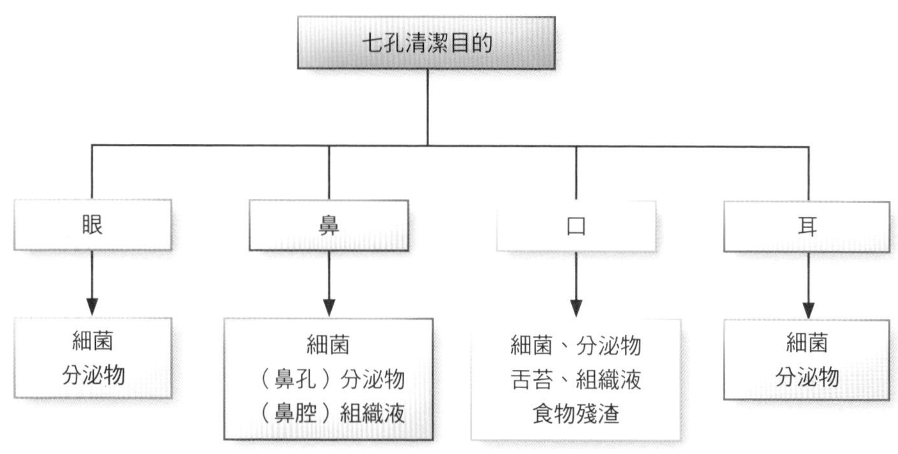

圖3-1　七孔與全臉清潔目的

步，就是在面部清潔時，藉由肌肉紋理的方向及擦拭的外力，軟化並調整肌肉線條。面部清潔的意義，不僅是消毒肉眼看不見的細菌，皮膚表層的角質清潔而已，還能藉由清潔過程，有效幫助軟化面部肌肉，對調整面部表情有著莫大的幫助。

二、七孔與全臉清潔用具

(一)75%酒精

需介於70~78%的酒精，才兼具蛋白質凝固作用及穿透效果，達到真正有效的殺菌效果。而一般購物通路皆販售75%酒精，因此選擇75%酒精，作為七孔與全臉消毒是最好的選擇。

(二)脫脂棉花

又兼稱為藥棉，指經過化學處理去掉脂肪、漂白洗滌、乾燥後，再整理加工而成的棉花。脫脂棉是由棉花經由脫脂處理，表面不含有脂肪，比普通棉花更具吸水性。因此選擇脫脂棉花作為輔助七孔消毒、清潔是最好的選擇。

(三)按壓瓶

一般從業人員普遍皆使用酒精噴瓶，但噴出的量較多，且範圍較廣，無形中浪費許多不必要的酒精用量。因此可改為按壓瓶，方便操作，按壓取用又能有效節省酒精的用量。

(四)洗臉巾

選擇拋棄式洗臉巾材質，比衛生紙的韌性更好，具有吸水性佳且不易掉屑的優點。除了可用在擦拭水分之外，沾取酒精擦拭全臉時，表面的網狀紋設計，能達到很好的去角質效果，因此非常適合用在遺體面部角質清潔。

(五)圓頭剪

刀刃前端為安全圓頭設計，深入鼻孔修剪孔內的鼻毛時，較不易刺傷鼻腔膚層。

(六)鑷子

鑷子是七孔清潔作業中，必須經常使用的工具，主要為夾取棉花或捲棉花之用途。建議選擇不鏽鋼材質，較不易生鏽且耐用，因需深入眼窩及鼻腔，14cm長度的粗細較為適中。

(七)掏耳棒

掏耳棒之用途為深入耳道內部，清除耳道內的分泌物。

(八)美容整形用眼瞼拉鈎

清潔口腔時，一般都是用手指將嘴角拉開，雖然方便卻不雅觀。遺體處理工具並無針對口腔清潔時輔助的其他適當工具。因此可選擇眼瞼拉鈎代替手指，前端的耙式設計，非常適合用來清潔口腔時，拉鈎嘴角之用途。

(九)鐵盤

在遺體消毒時，所有的工具置放使用的鐵盤，可供方便取用，同樣建議選擇不鏽鋼材質，尺寸建議長24cm、寬約20cm左右即可。

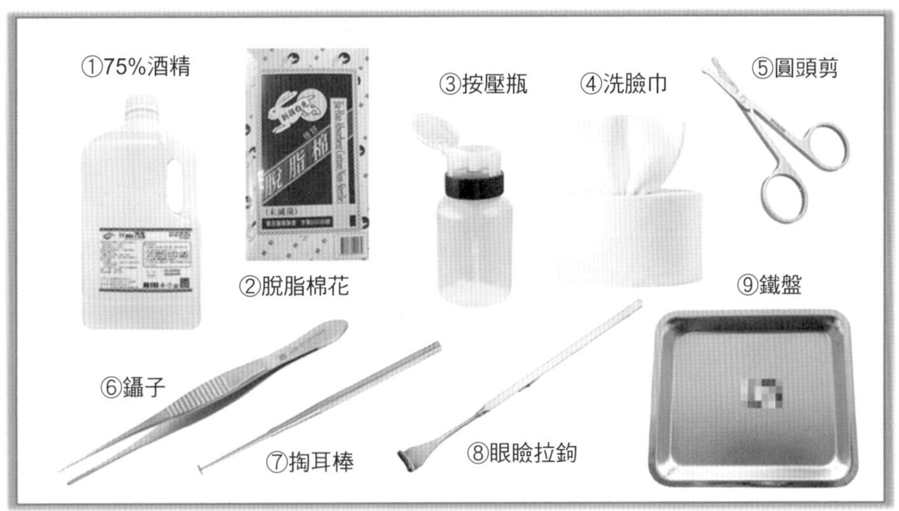

圖3-2　七孔與全臉清潔用具

三、七孔清潔操作

(一)眼窩清潔

1.操作用具：鑷子、脫脂棉花、酒精。

2.操作步驟如**圖3-3**。

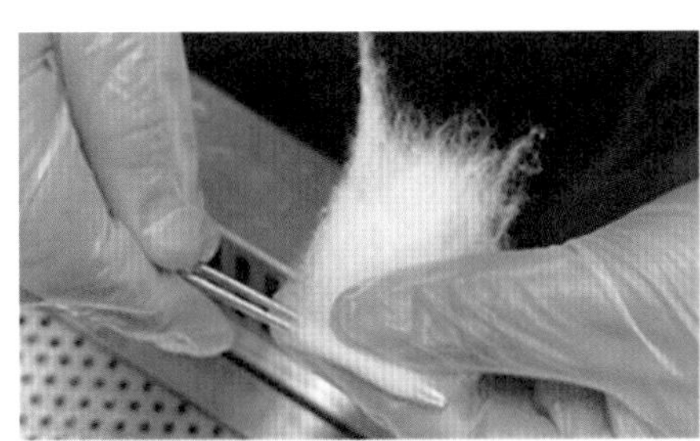

①鑷子夾住棉花捲約5cm左右，再按壓沾取酒精。

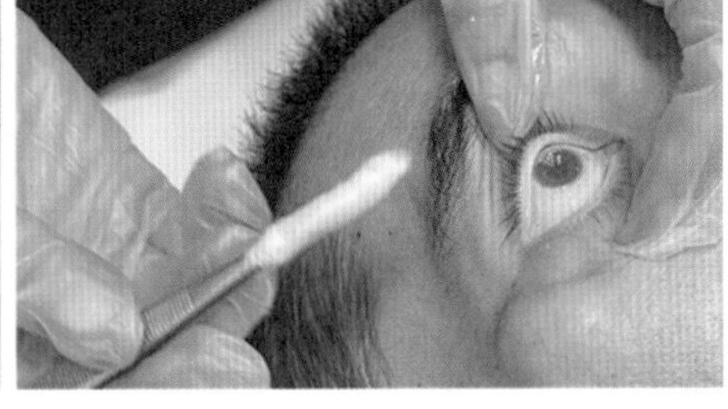

②以大拇指及食指將上、下眼瞼撐開。

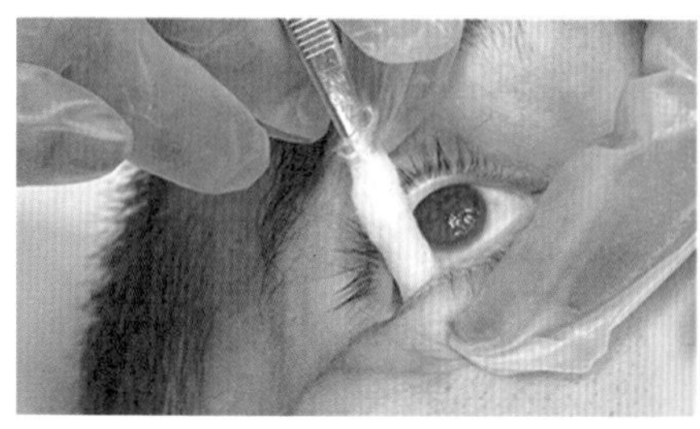

③棉花自眼角處伸入眼瞼內。

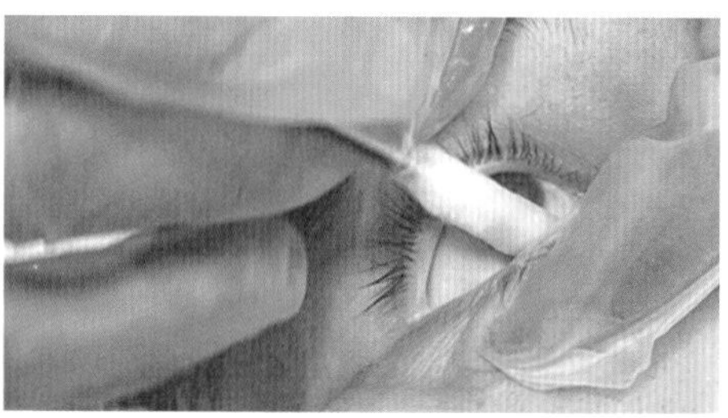

④順著眼球弧度，往下方向繞行1-2圈。

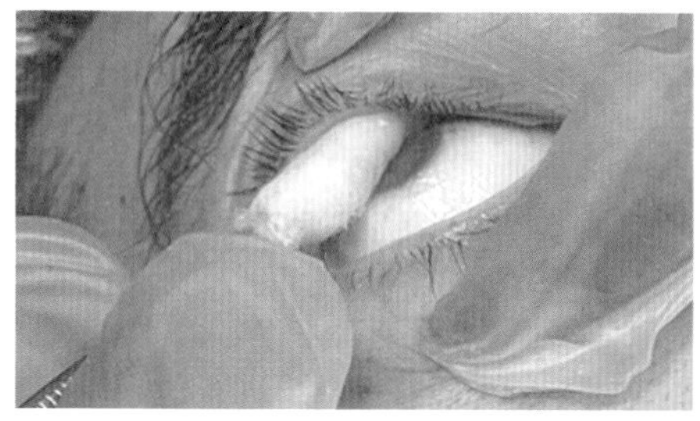

⑤至上眼瞼中心為終點。

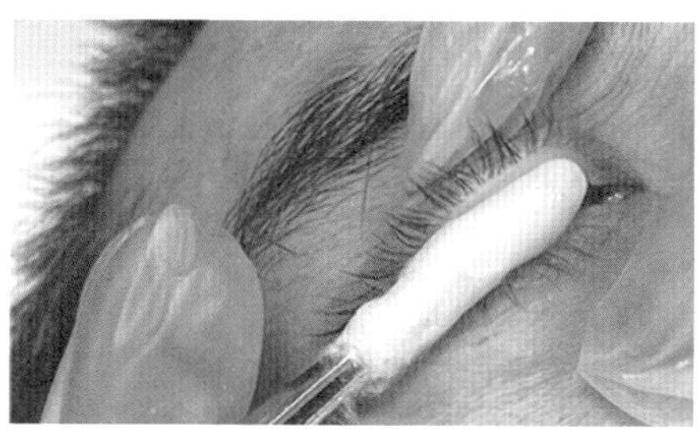

⑥鑷子離開上眼瞼時，大拇指需同時輔助上眼瞼往下按壓。

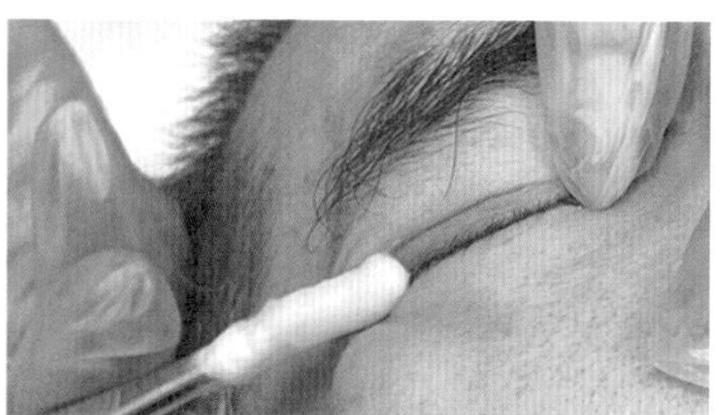

⑦鑷子離開時，眼部須閉合狀態。

圖3-3　眼窩清潔操作步驟

(二)鼻腔清潔

1.操作用具：圓頭剪、鑷子、脫脂棉花、酒精。

2.操作步驟如圖3-4。

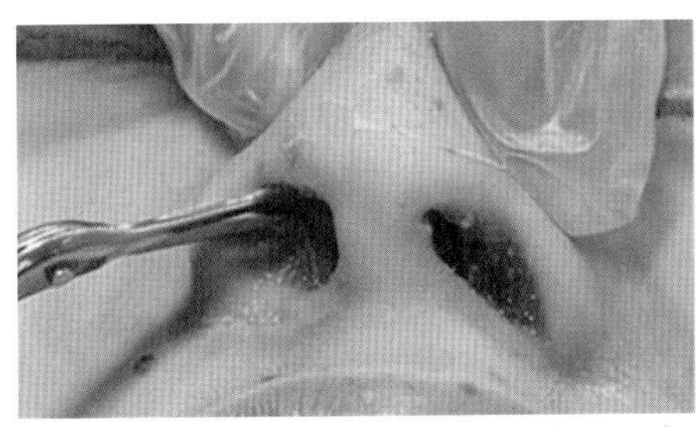

①圓頭剪伸入鼻孔內，順著鼻壁將鼻毛修短。

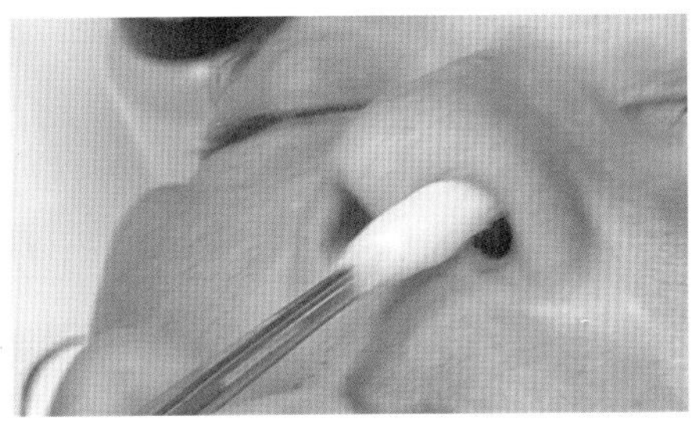

②鑷子夾取棉花沾酒精（棉花條約5-8公分），伸入鼻孔內。

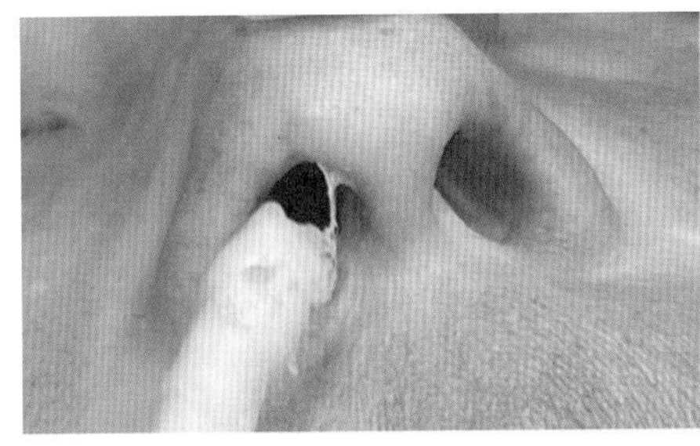

③順著鼻壁弧度，將鼻孔內的分泌物清理乾淨。

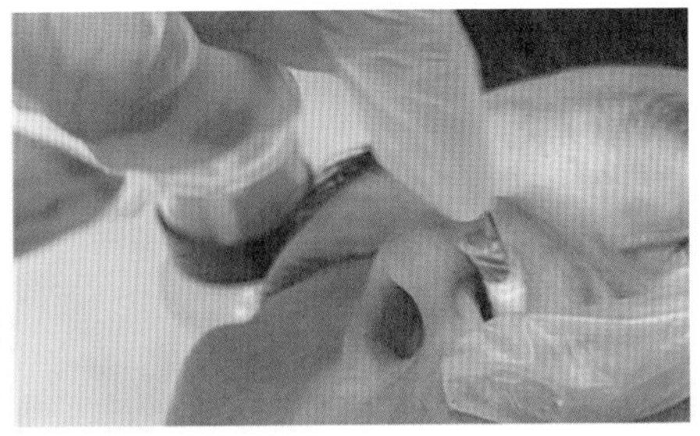

④取新的棉花沾取酒精後，深入鼻孔內。

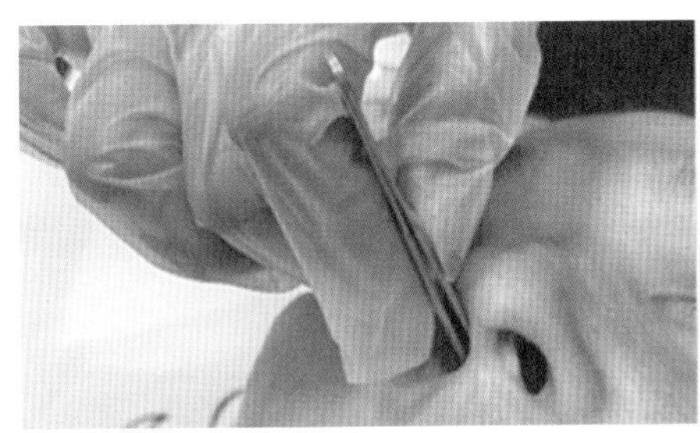

⑤順著鼻孔內管道深入鼻腔深處，約鑷子2分之1以上深度，並左右轉動鑷子沾附分泌物。

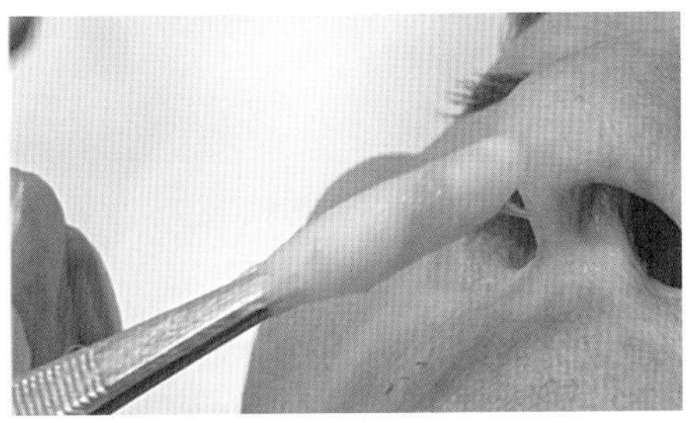

⑥將鼻腔深處之組織液清潔乾淨（如鼻腔內的組織液較多，需以乾的棉花捲反覆此動作2-3次沾附分泌物）。

圖3-4　鼻腔清潔操作步驟

注意事項：

如消毒鼻腔時，鼻孔內一邊的鼻腔可深入，另一邊卻無法深入時，即表示遺體生前患有鼻中膈彎曲（如圖3-5），此時鑷子不可強行深入，需要將棉花捲改為棉花棒沾取酒精代為消毒。

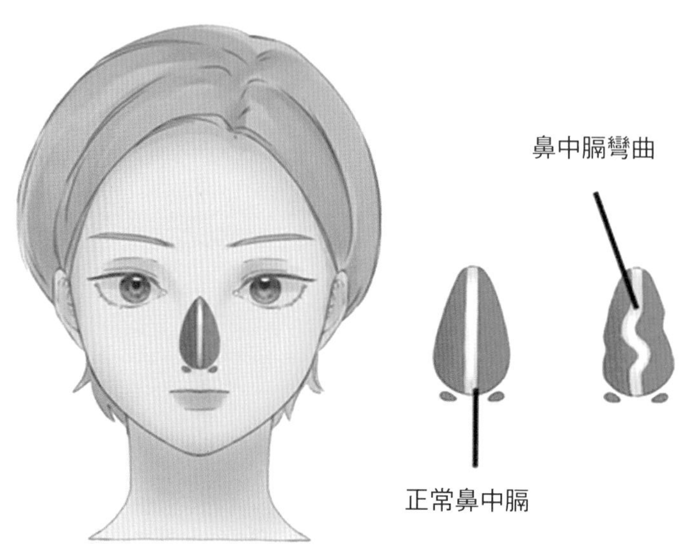

圖3-5　鼻中膈彎曲示意圖

(三)口腔清潔

1.操作用具：拉鈎、鑷子、脫脂棉花、酒精。

2.操作步驟如圖3-6。

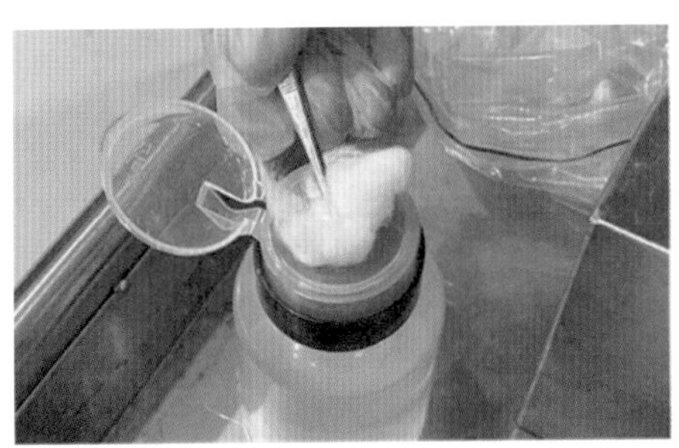

①先夾取棉花後按壓酒精。

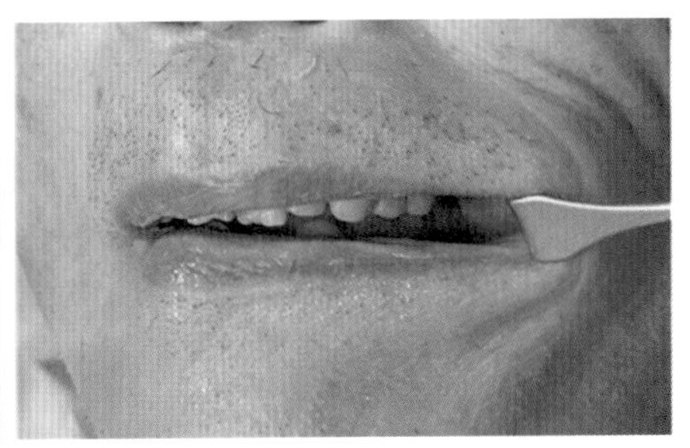

②使用拉鉤將嘴角撐開，檢視口腔內需清潔狀況。

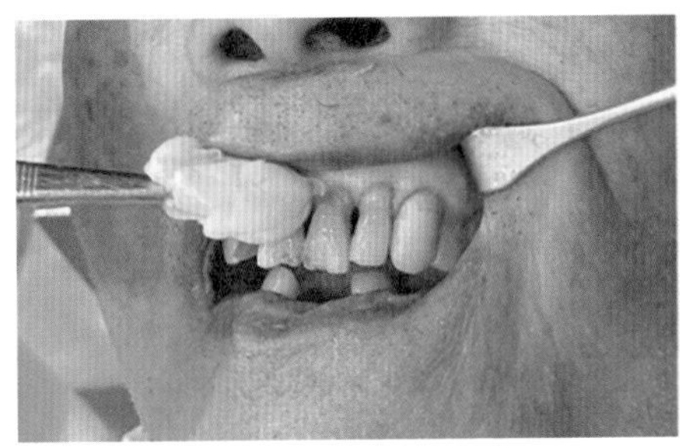

③先將上下外牙齦周圍消毒。

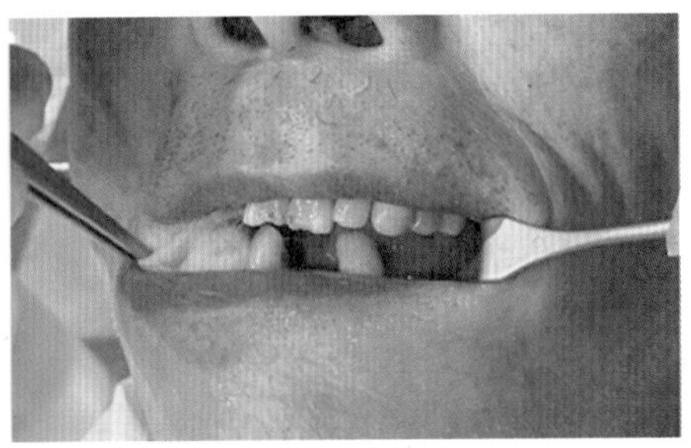

④取新的酒精棉花消毒內口腔及舌腹。

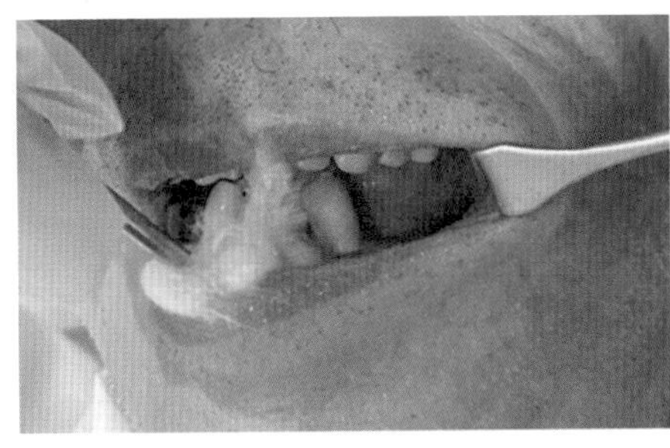

⑤再用乾棉花沾附齒縫間的食物殘渣。

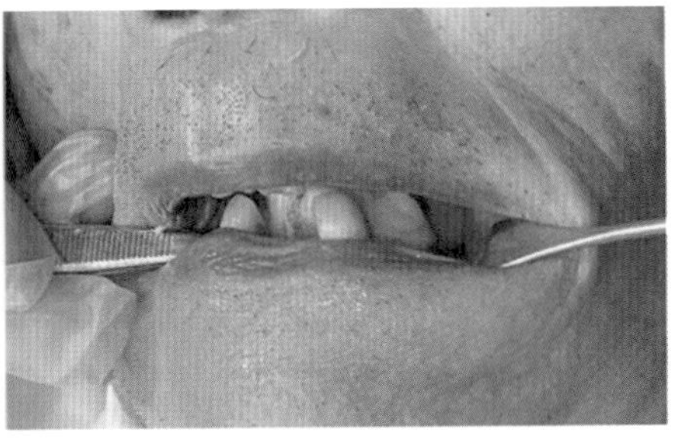

⑥最後再使用乾棉花沾附口腔內的分泌物及舌苔。

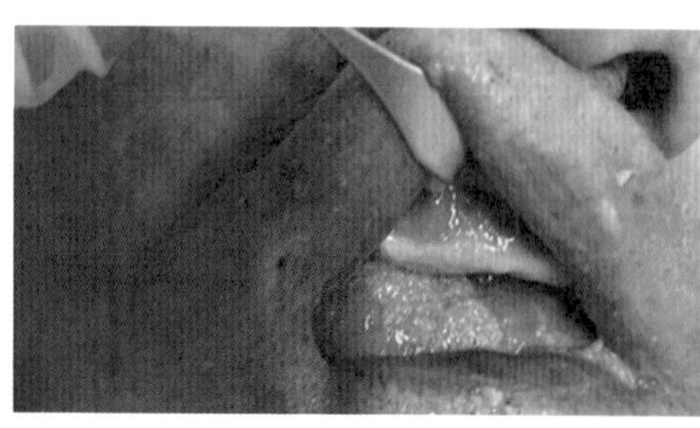

⑦舌苔清潔前示意圖

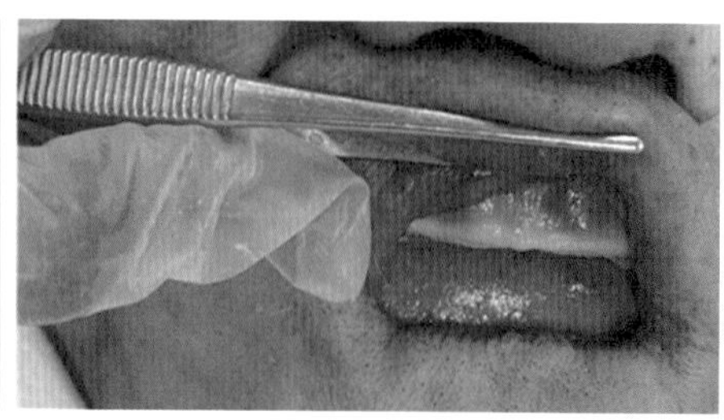

⑧舌苔清潔後示意圖

圖3-6　口腔清潔操作步驟

注意事項：

因鼻腔與口腔內管道相通（如圖3-7鼻腔與口腔構造圖），口腔內如有大量的組織液，鼻腔內勢必同樣會有大量的組織液，而化妝後接續的入殮儀式，因搬動大體的動作，造成遺體內的壓力產生，使體內的組織液，從孔洞的鼻腔及口腔流出進而影響妝容，必須確實消毒並取乾棉花吸附組織液。

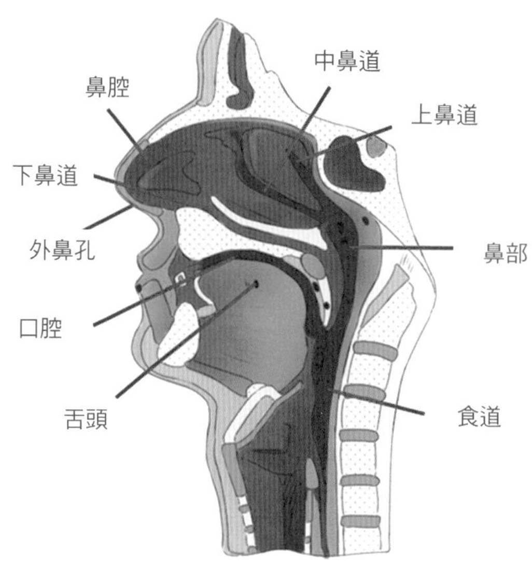

圖3-7　鼻腔與口腔構造圖

(四)耳部清潔

1.操作用具：掏耳棒、洗臉巾、酒精。

2.操作步驟如圖3-8。

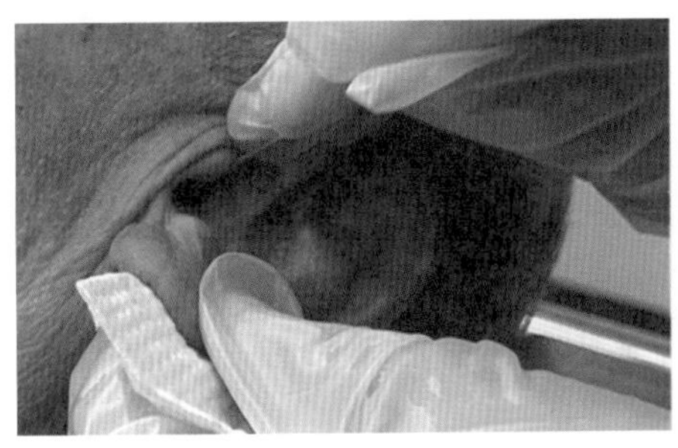

①掏耳棒深入耳道內挖取分泌物。

②再將耳窩凹槽處的分泌物摳出。

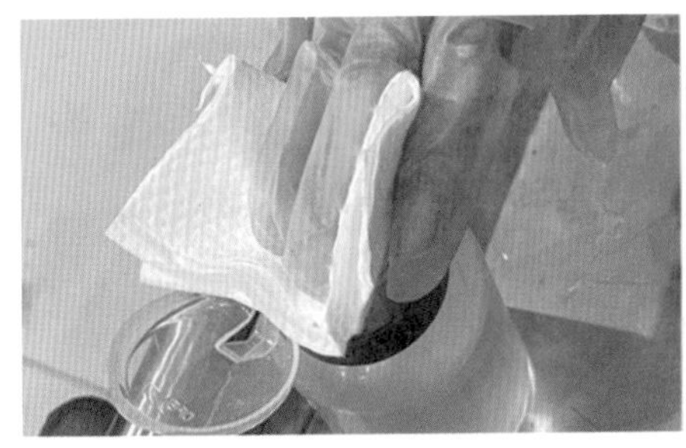

③洗臉巾按壓沾取酒精。

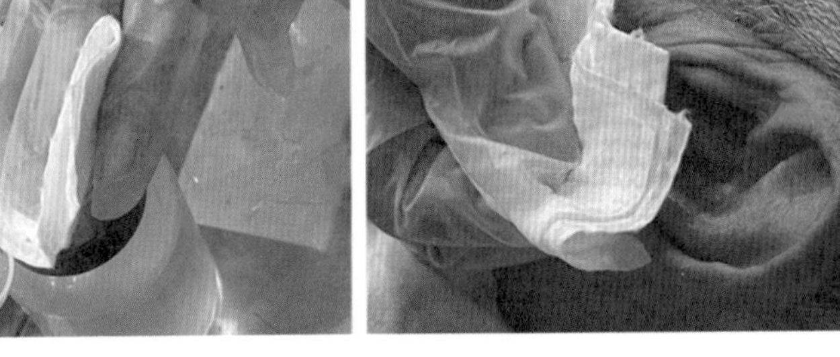

④將耳道口及耳窩內外周圍消毒。

圖3-8　耳部清潔操作步驟

四、全臉清潔操作

(一)面部及頸部清潔

1.操作用具：洗臉巾、酒精。

2.操作步驟如圖3-9。

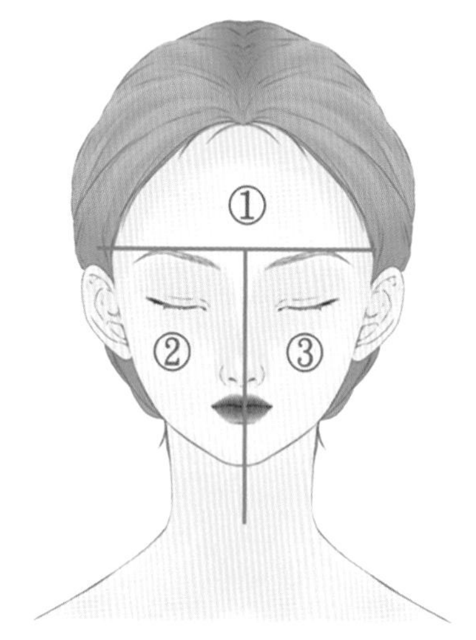

擦拭的部位區分為：額頭、左側臉部至頸部，右側臉部至頸部等。

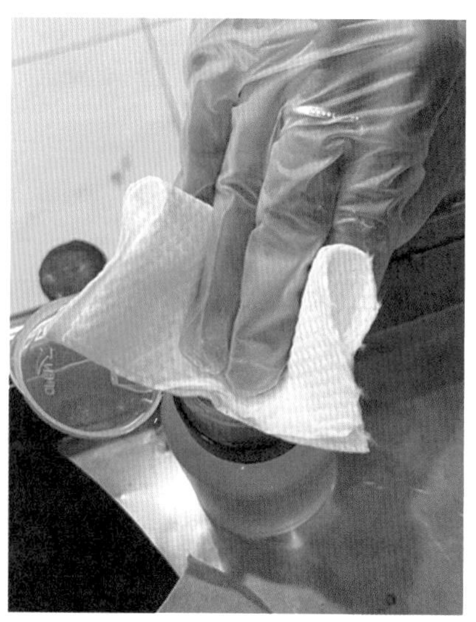

①以中指與無名指夾取洗臉巾按壓酒精。

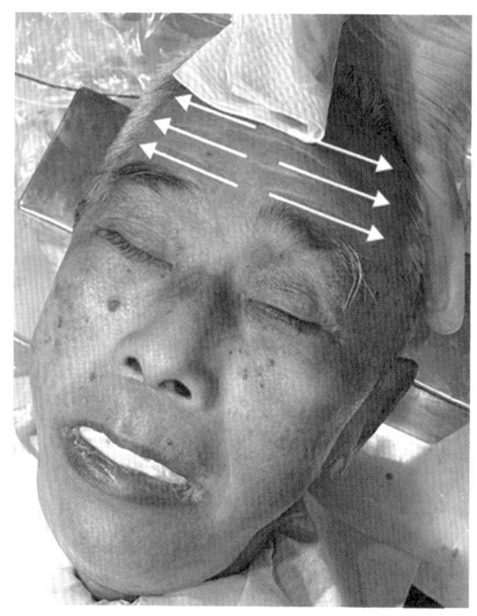

②用指腹的力道，以額頭為中心點，由上至下向兩側擦拭。

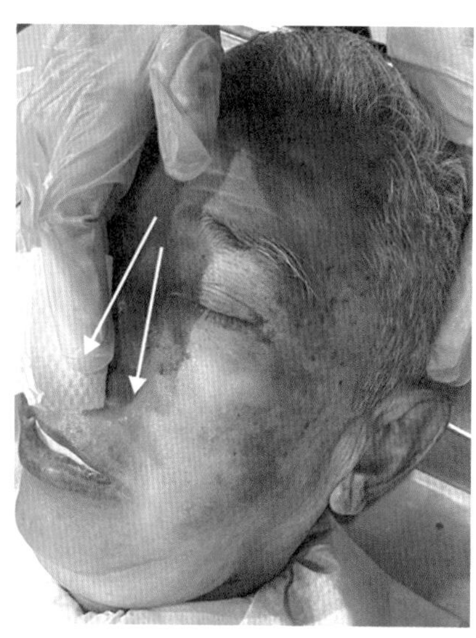

③由眉心向鼻頭方向擦拭，再由鼻樑兩側擦拭至鼻翼。

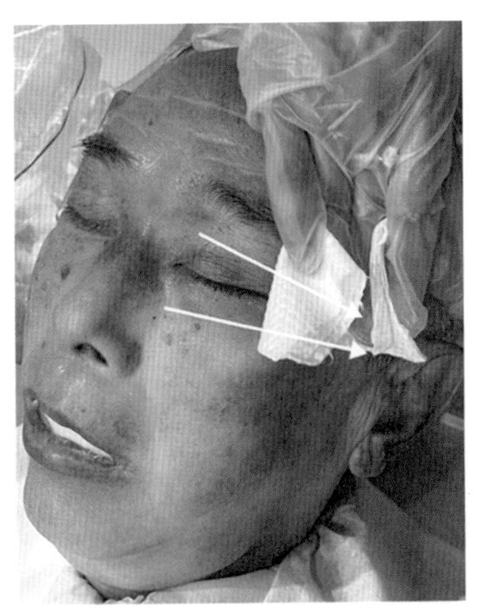

④上、下眼周擦拭至太陽穴處。

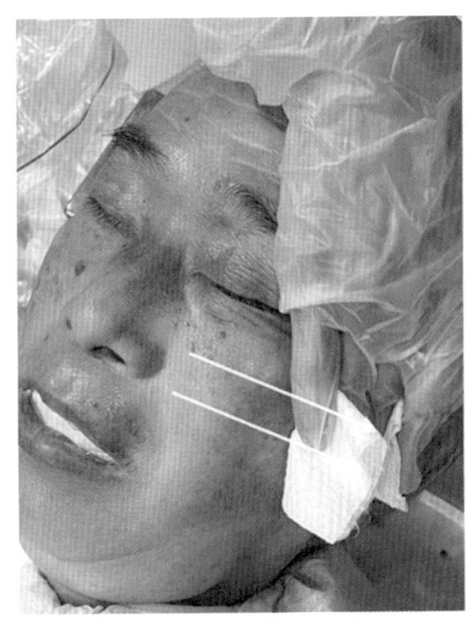

⑤臉頰擦拭至鬢髮處。

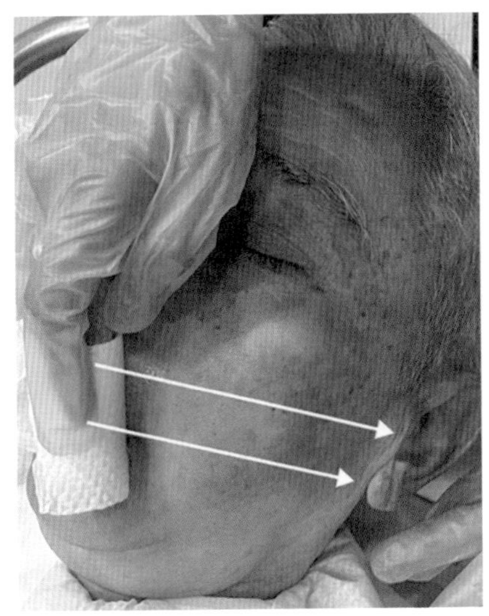

⑥先由人中開始擦拭鬢髮處，再由唇部擦拭至耳垂。

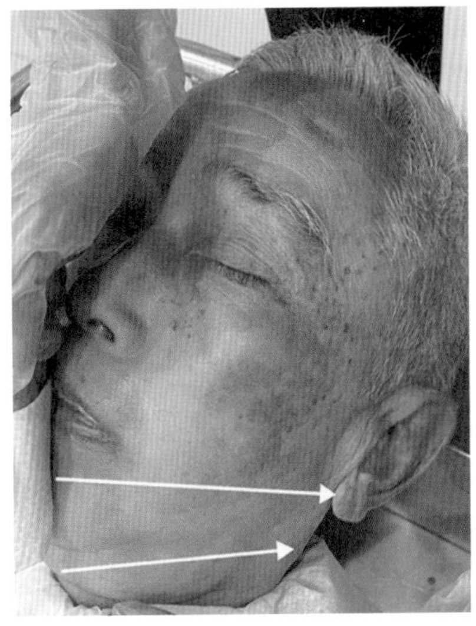

⑦下巴及頸部擦拭。

圖3-9　面部及頸部清潔操作步驟

五、局部清潔案例圖

(一)眼周角質清潔案例圖

一般年長者因眼周細紋較多，是較為容易堆積角質之部位，尤其是圖中的眼角處，所堆積的角質需要注意清潔。

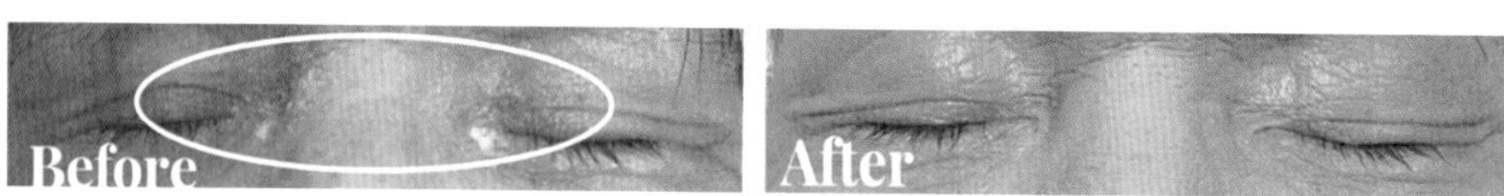

圖3-10　眼周角質清潔案例一

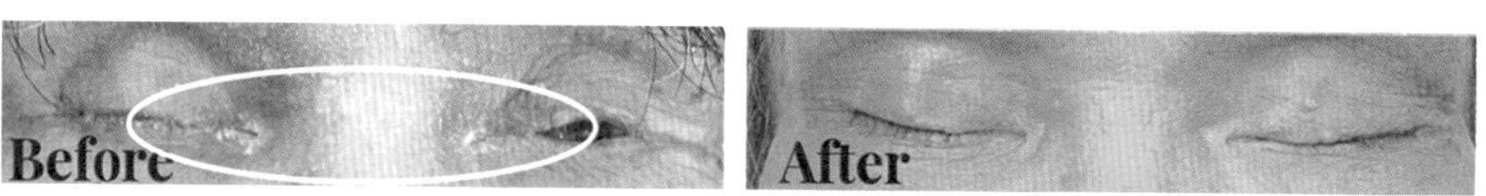

圖3-11　眼周角質清潔案例二

(二)鼻翼角質清潔案例圖

因肌膚底層構造，鼻周的兩側鼻翼處較容易堆積角質，也是全臉清潔時，需要特別注意的。

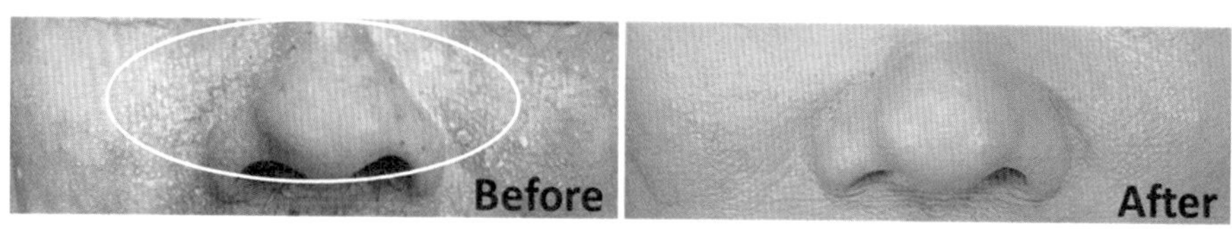

圖3-12　鼻翼角質清潔案例一

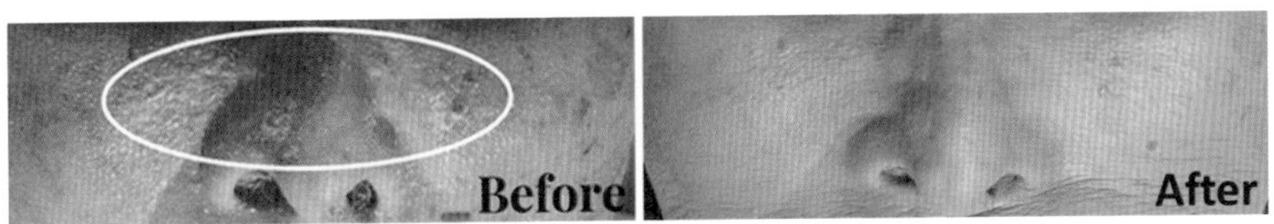

圖3-13　鼻翼角質清潔案例二

(三)唇周角質局部案例

男性亡者在唇周有鬍鬚的部位，也是容易堆積角質的部位之一。

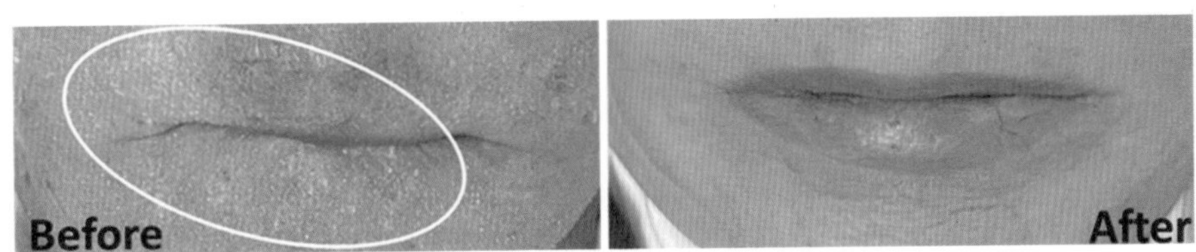

圖3-14　唇周角質清潔案例一

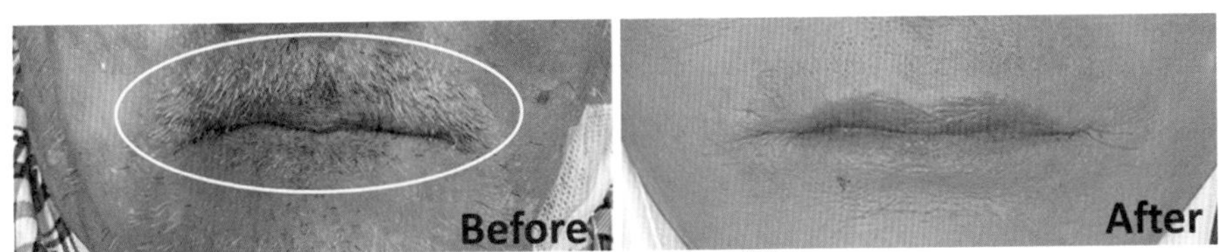

圖3-15　唇周角質清潔案例二

(四)耳窩角質局部案例圖

耳道分乾性及油性二種。油性的特徵，是耳道內有黃色的油性分泌物，乾性的特徵是耳道及耳窩周圍，容易有米白色或淺棕色的結塊分泌物，也是需要角質清潔重點之一。

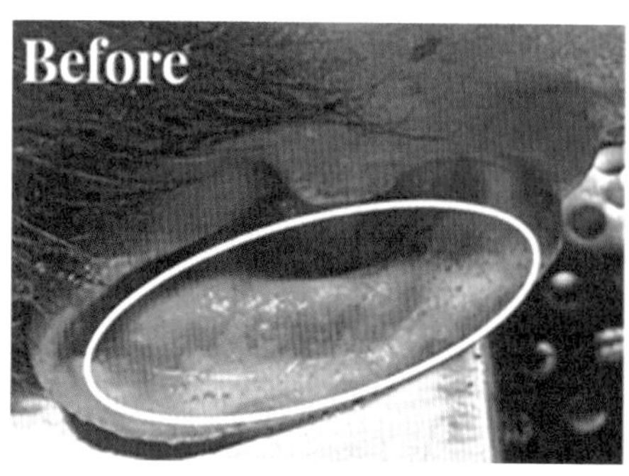

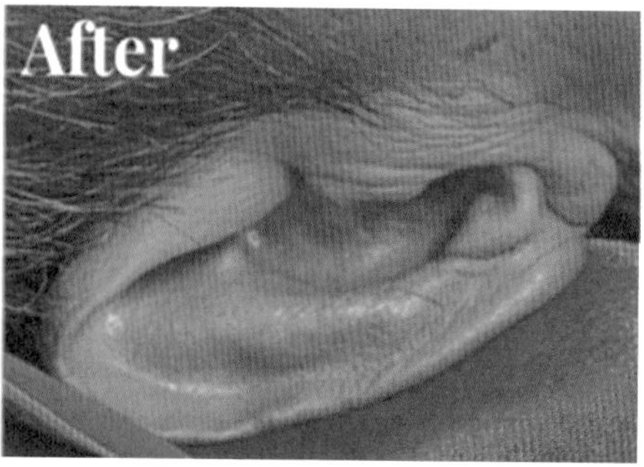

圖3-16　耳窩角質清潔案例一

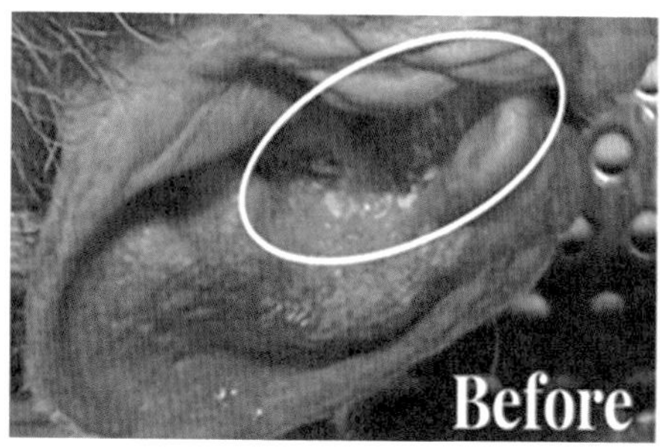

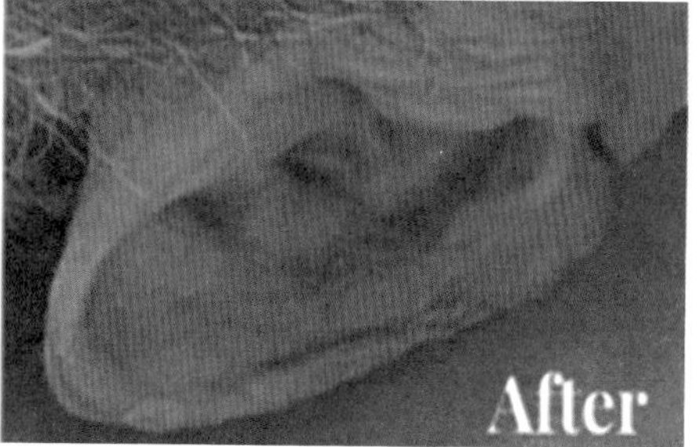

圖3-17　耳窩角質清潔案例二

(五)鼻毛修剪案例圖

鼻毛突出，其鼻孔內的鼻毛過長且濃密，會影響整體妝容的美感，先修剪鼻毛，也有助於鼻孔分泌物清潔的速度。

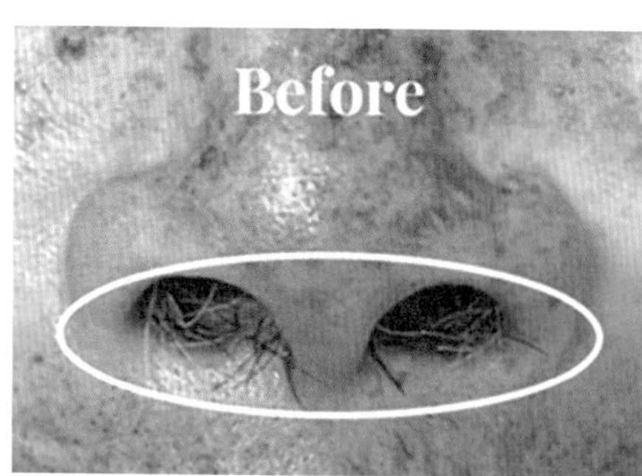

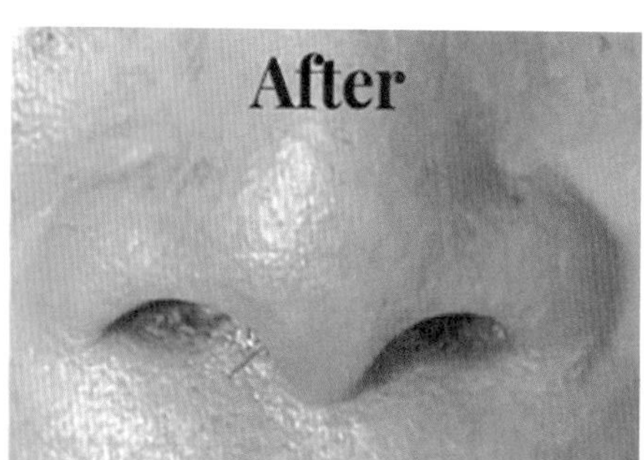

圖3-18　鼻毛修剪案例一

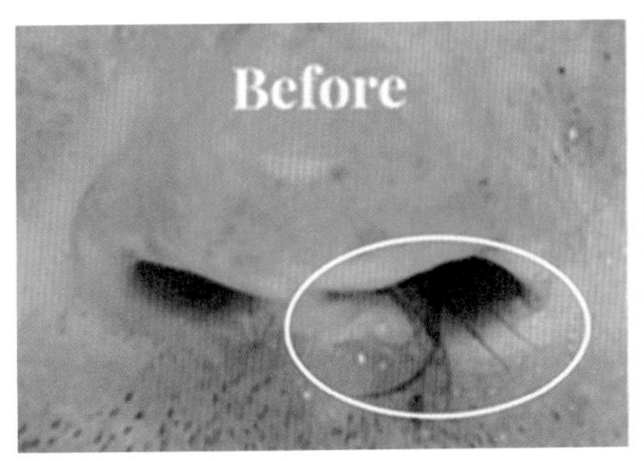

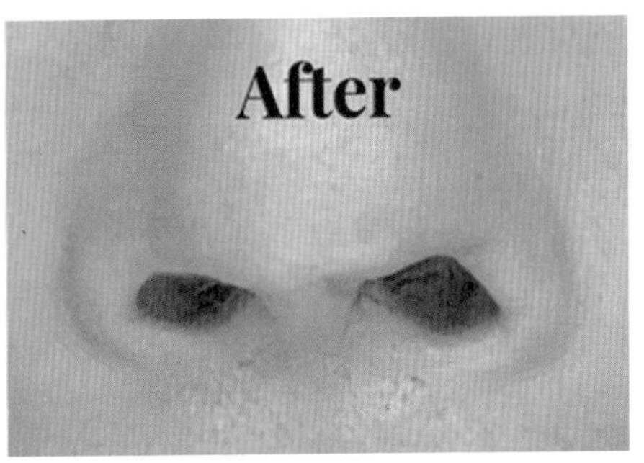

圖3-19　鼻毛修剪案例二

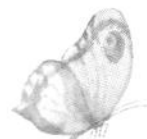

第四節　遺體美容操作

本節為使初學者，瞭解遺體美容其作業流程，其美容目的說明、用具介紹與建議、步驟圖說明、操作技巧等，提供初學者的遺體從業人員實務操作參考。此內容期盼能提供給遺體從業人員，更多的實務操作參考價值。藉由專業的遺體美容從業人員，運用化妝品及技巧，使面色慘白的亡者，恢復自然氣色的面容。使親友在瞻仰遺容時，讓亡者保有最後的尊嚴。

一、遺體美容目的

活人化妝的目的，都是為了遮蓋面部瑕疵，能讓五官更立體甚至更年輕化。而遺體美容最終目的，卻是希望藉由彩妝品恢復其生前容貌，許多年長者的家屬提出希望妝容能夠自然時，往往指的是不需要過多的色彩，更不需要刻意遮蓋曬斑及老人斑。年長者不論男性、女性，大部分生前平日本就沒有化妝的習慣，假設底妝遮蓋面部原有的曬斑、老人斑、痣等，看起來至少年輕了十歲，家屬反而覺得不像自己平日看慣的親人。其次粉底色系若調配適當，是不需要再刻意刷眼影及腮紅，即使整體妝容看似不違和，也是多此一舉。若家屬有特別提出其需求時，再刷眼影或腮紅即可。

另外現代家屬除了面部彩妝之外，對於髮型、服裝、配件等，都有了許多的期待。盡可能滿足家屬的每一個需求，當家屬見到遺體從業人員已盡力時，就算無法做到家屬心中所期待的，家屬也會心存感激，因家屬瞭解遺體從業人員有盡力完成。一般在面對家屬提出期許或要求時，遺體從業人員需要盡能力處理，而不是一昧地拒絕或找理由塘塞過去，不僅會讓家屬觀感不好，也會讓家屬心中留下遺憾。考量每個人的審美觀皆不同，建議還是要以家屬的意見為主，畢竟這是家屬的親人，決定權還是需要交給家屬決定，切勿自認為是遺體從業人員較為專業，而否定家屬所有與自己違和的意見。遺體從業人員需運用彩妝品及處理技巧，協助家屬圓滿親人最後的遺容，營造出自然的氣色妝感且安詳的遺容，不僅能夠撫慰家屬的悲傷，還能展現遺體從業人員的專業服務，如此才是達到遺體美容的目的性。

二、修容用品介紹

(一)刀片

選擇不鏽鋼刀片，較為鋒利且耐用，此類型刀片不僅可以修眉，還可在刮鬍鬚時，應用在一次性刮鬍刀不易刮除的凹陷處，也可以輔助局部刮除使用，甚至臉上的汗毛亦可處理，使用時須注意持刀片角度。

(二)刮鬍膏

男性鬍鬚較為堅韌且短硬，而臉上的肌膚卻非常柔軟。刮鬍之前必須先塗抹刮鬍膏或刮鬍泡沫，讓肌膚與刮鬍刀之間，形成潤滑效果，也可有效軟化鬍根且減少割傷或刮傷的機率。

(三)修眉刀

遺體美容對象大都以年長者居多，年長者皮膚較薄且脆弱。建議初學者，不論選擇哪一類型的修眉刀時，盡可能選擇刀面上有安全網的修眉刀，較為安全且不易失手割傷肌膚。

(四)刮鬍刀

選擇一次性刮鬍刀，此造型的刮鬍刀，既方便且安全，價格也較為低廉，一次性使用完即丟棄，符合衛生需求，非常適合遺體修容時使用。

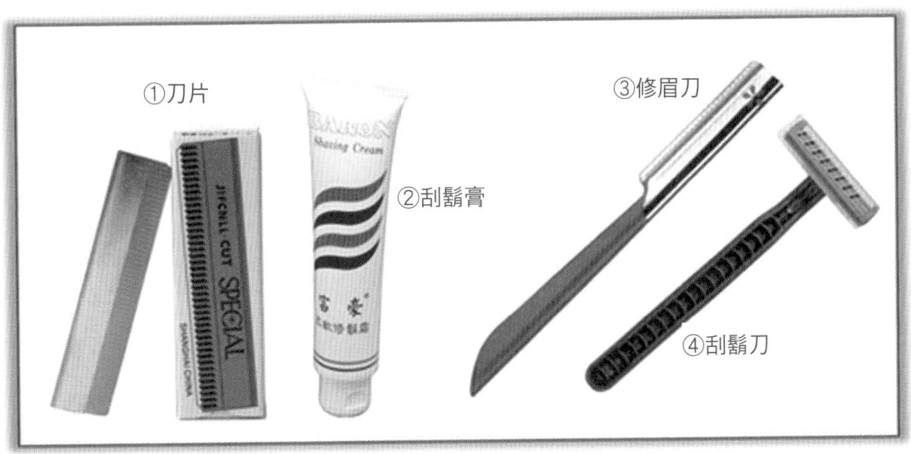

圖4-1　修容用品

三、刷具介紹

使用適宜的刷具，有利於上妝事半功倍，如何挑選材質及刷具款式呢？下列介紹初學者適用的遺體彩妝的基本刷具材質。

(一)刷毛種類

化妝使用的刷具刷毛，一般可分為動物毛與合成毛兩種。如何選擇適宜的刷具，也是遺體美容必備的基本知識，下列概述刷毛性質及特性：

1.天然動物毛：毛質柔軟且有完整的毛鱗片。常見的材質有山羊毛、馬毛、貂毛、灰鼠毛。此類型的毛質吃粉程度飽和，能使粉類色彩均勻服貼，抓粉力較優。但因毛鱗片有吸水作用，不適宜使用在液體及膏狀的化妝品，反之較適合粉狀化妝品，例如：腮紅餅、眼影粉、蜜粉、眉粉等。

2.合成毛：合成毛種類較繁多，毛質的粗細與合成的原料息息相關。隨著時代進步，高科技纖維毛與化纖毛足以媲美動物毛，其柔軟度與動物毛較為相近。因延展性較佳，具不吸水的特性，很適合使用在液體狀或膏狀的彩妝品，例如：妝前油、粉底液、遮瑕膏等。

(二)刷具類型

初階遺體化妝需具備基本的刷具類型，大致可分為散粉刷（蜜粉刷）、粉底刷、眼線刷、眉刷、睫毛刷、唇刷、暈染刷等，下列概述刷具選擇的功能：

1.散粉刷（蜜粉刷）：選擇蜜粉刷毛質地鬆軟、細、密，刷頭形狀渾圓且中間突出，較能夠均勻沾上散粉。

2.粉底刷：市面上粉底刷的刷毛造型眾多，而初階美容中的粉底刷使用於妝前油，建議可選擇科技纖維毛的舌型粉底刷，能輕易刷到眼角及鼻翼兩側的細微凹陷處，如使用力道得當，能夠很好地發揮妝前油滋潤表層皮膚的作用。

3.眼線刷：眼線刷會依不同的使用功能，如膏狀的眼線膠或粉狀的眉筆、眉粉餅等，而產生不同的刷毛造型及材質。建議可選擇超扁型的斜角眼線刷，對於眼瞼的圓形弧度較為好掌控，是初學者很友好的一款眼線刷造型選擇，在沾取眉粉時，可刷眼線兼具睫毛上的餘粉刷除，是較為實用性的一款眼線刷。

4.眉睫刷：眉睫刷造型較多元化，可分為螺旋眉睫刷、眉睫梳、刀鋒眉刷等，都是可在眉毛與睫毛的梳理輔助使用，建議可依照個人較為上手的，作選擇使用。

5.唇刷選擇：唇刷可以精確勾勒唇形，使雙唇色彩飽滿均勻。如果需要畫出線條非常流暢的飽滿的唇形，唇刷還是非常必要的。挑唇刷時，建議刷毛不要挑太軟的，太軟的刷毛彈性和力度不夠，沾取唇膏的效果不好。目前唇刷應用得比較多的有兩種：

(1)方頭刷：便於畫出乾淨俐落線條。

(2)圓頭刷：適用於畫出圓潤線條。

6.唇部暈染刷：圓頭造型，適宜使用在上完唇膏後，在唇周界線處做暈染用途。

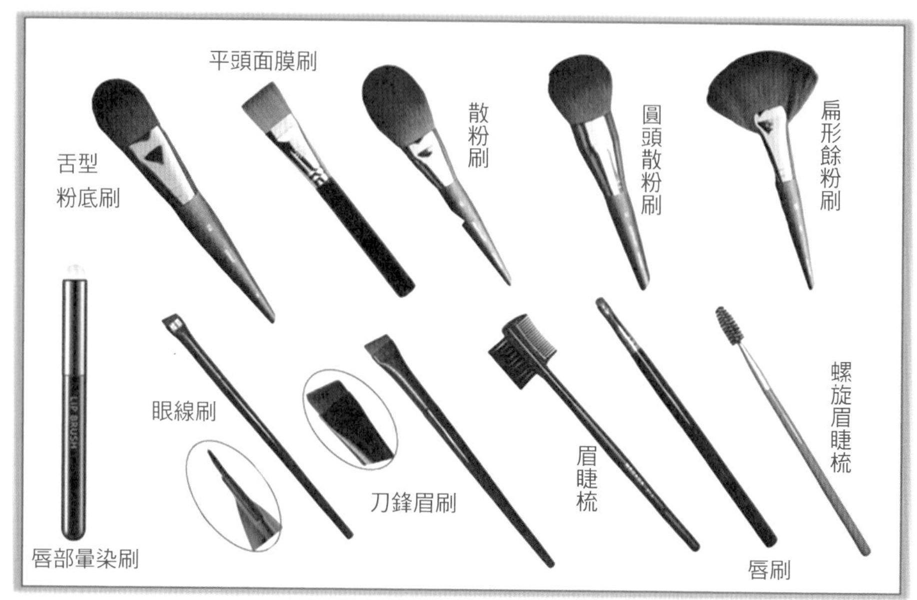

圖4-2　刷具用品

四、美容用品介紹

(一)底妝用品

1.妝前油：妝前打底用。以往都是使用乳液做妝前基底，但乳液的滋潤度還是遠遠不夠的。在皮膚組織無法自行吸收的情況下，只能靠彩妝品及外力施壓，強制讓皮膚表層能夠有足夠滋潤感，幫助後續的粉底有足夠的延展性及附著力，而市面上的妝前油價格偏高，因此建議可使用較經濟實惠的嬰兒油代替。

2.粉底：主要是美化膚色、淡化瑕疵用。遺體冰存難免會有退冰後，持續冒水滴的狀況，因此遺體使用上，必須選擇防水性的粉底。調合少許的遮瑕膏一起使用，可以增加適度的遮瑕及貼合度，另須考量亡者的年紀及膚色，選擇適合的色系粉底。

3.散粉：為粉底定妝，打霧妝容使用。因粉底含油脂帶有光澤感，上完粉底後，可刷些散粉打霧妝容，才不會整體妝容有過度的油膩感。

4.挖棒：挖取粉底及散粉使用。

5.調合盤：建議用挖棒挖取粉底及遮瑕膏在調合盤中使用。

6.海綿：沾取粉底上妝用，建議一次性使用的較為衛生。

7.面膜碗：放置散粉使用，建議可選擇壓克力材質，質感較優且耐用。

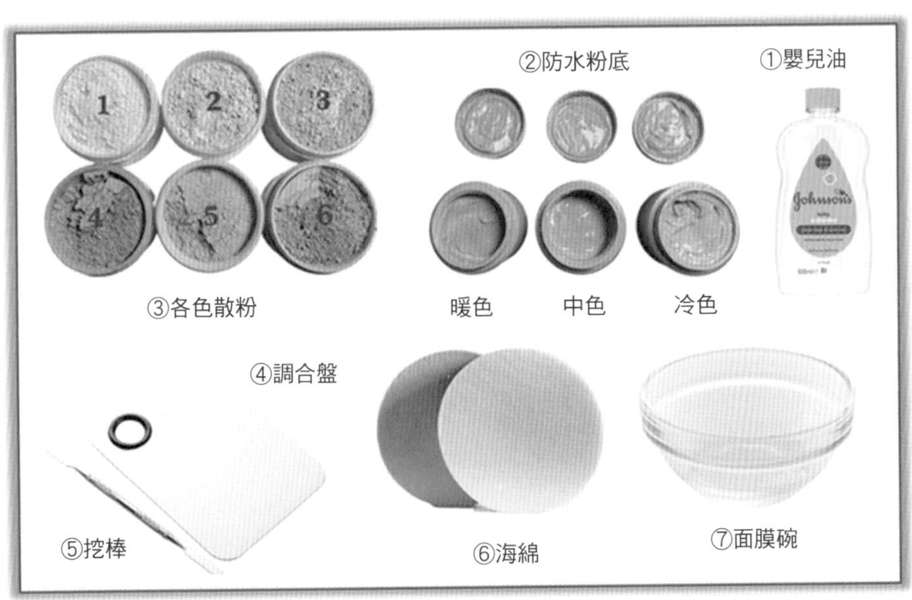

圖4-3　底妝用品

(二)彩妝用品

1.眉筆：黑色、灰色、深棕色三色，一般最常使用的還是黑色，灰色使用在有白髮的年長者，而深棕色則是使用在有染髮者。

2.眉粉餅：眉毛、眼線、睫毛等，皆可配合刷具上色用。

3.口紅盤：市面上的口紅選擇性較多，口紅盤色系多且體積輕巧較為方便收納，色系較可能選擇含有棕色、紫色、粉色、暗紅色等，方便作調合使用。

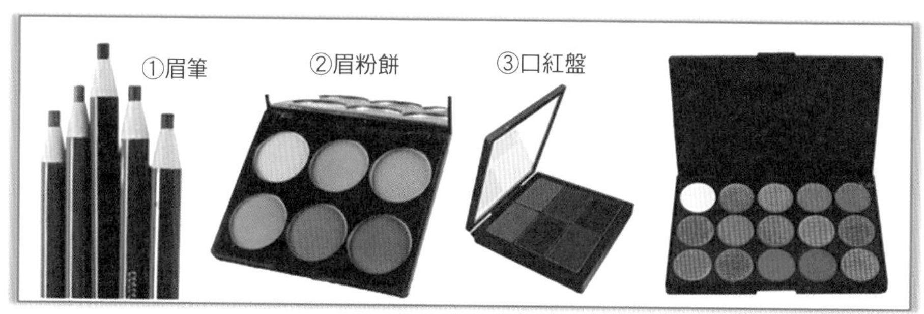

圖4-4 彩妝用品

五、修容操作

(一)眉型修整

1.修眉用具：修眉刀。

2.修眉步驟如圖4-5。

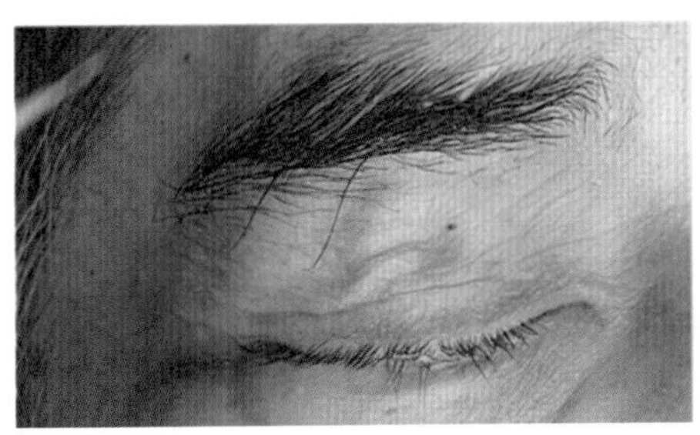

①先觀察其需修剪的雜毛。

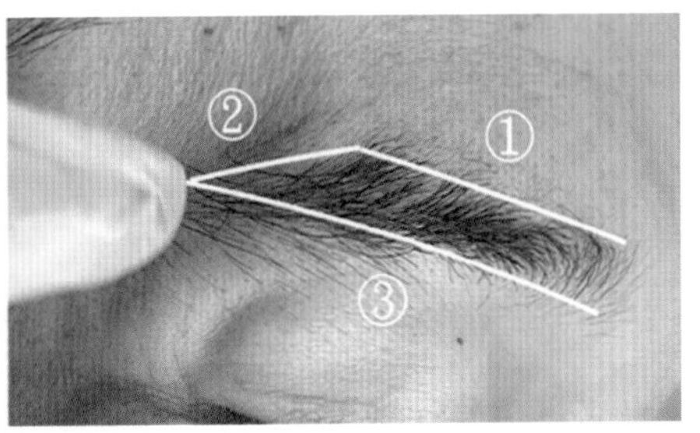

②將修剪部位，分為第一區眉毛上方，第二區眉毛的斜角處，第三區眉毛與眼睛的中間處。

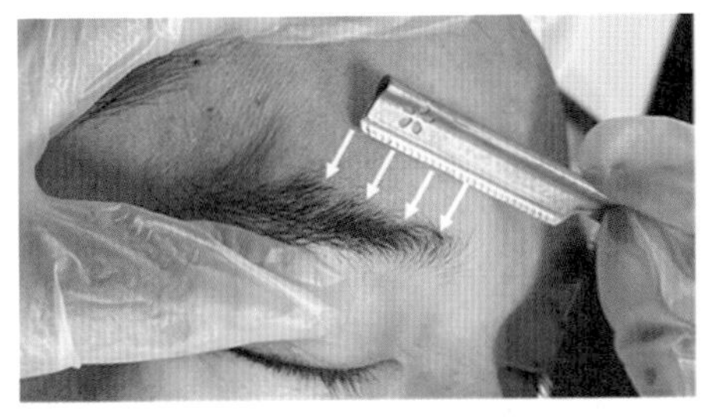

③首先以大拇指及食指，撐開要刮除雜毛部位的肌膚，順毛方向操作，由上往下刮除第一區雜毛。

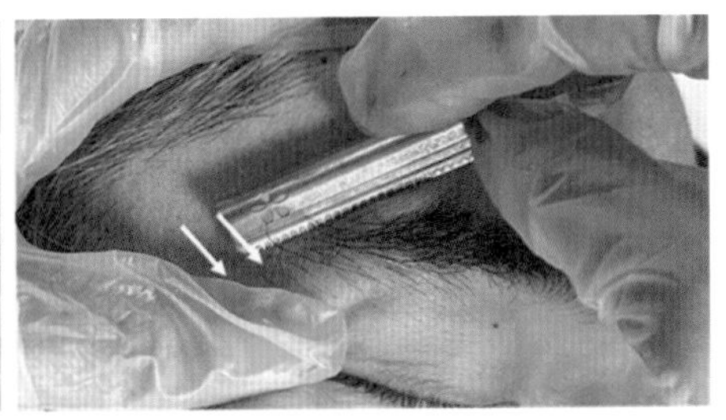

④再刮除第二區眉尾的斜角處。

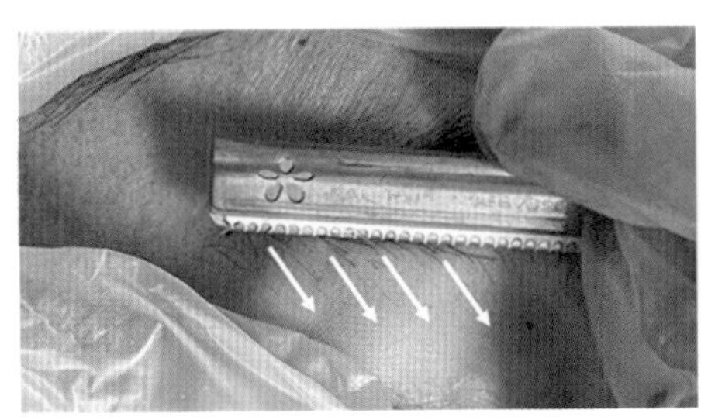

⑤第三區先以逆毛方向，刮除眉毛後端下方雜毛。

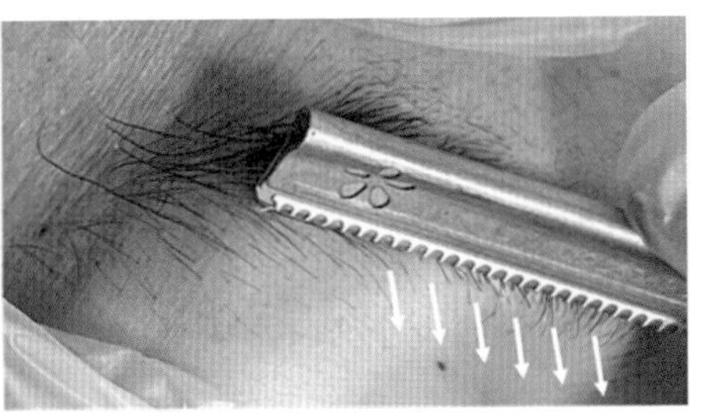

⑥最後再刮除眉毛前端的下方雜毛。

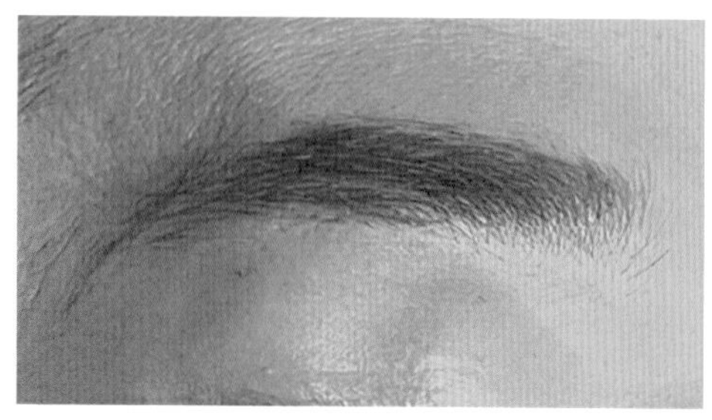

⑦修眉完成圖。

圖4-5　修眉步驟

(二)鬍鬚修整

1.剃鬍用具：一次性刮鬍刀、刮鬍膏。

2.剃鬍步驟如**圖4-6**。

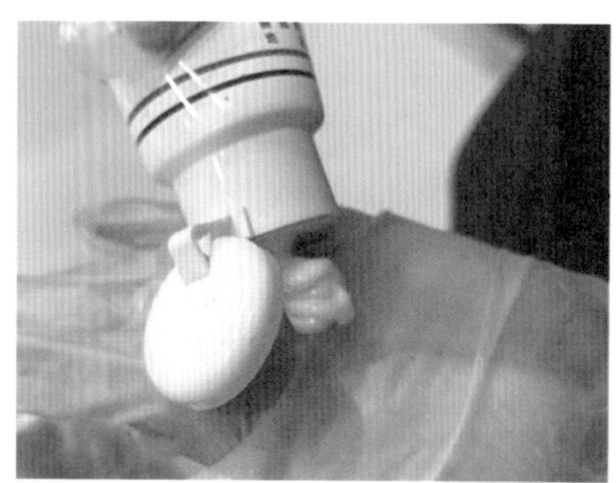

①擠出適量的刮鬍膏在手心備用。

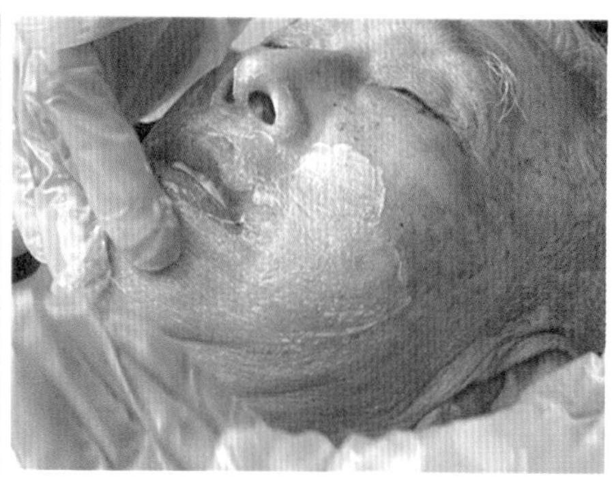

②均勻塗抹在唇周、下巴、臉頰兩側，頸部上緣處軟化鬍根。

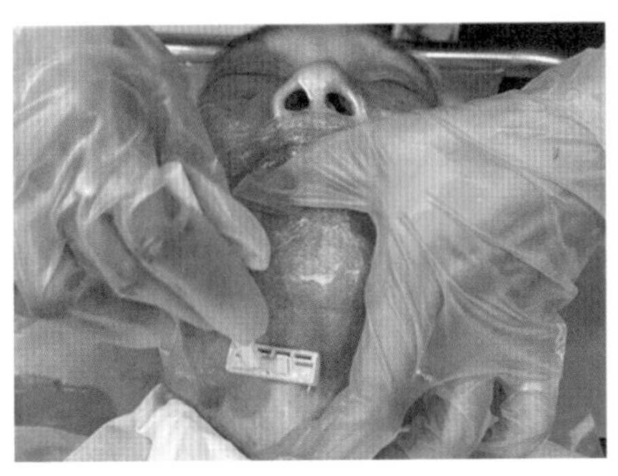

③自頸部上緣周圍開始刮除。

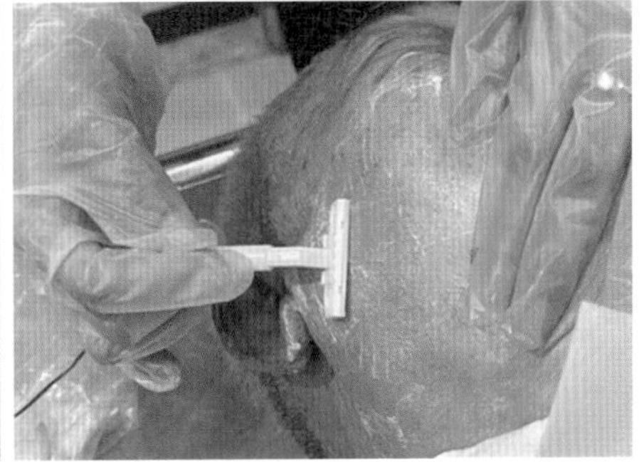

④臉頰兩側修至鬢髮處。

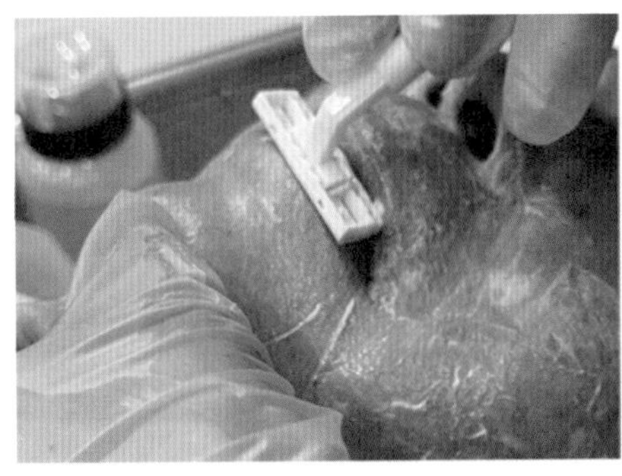

⑤再將下巴及下唇邊緣的鬍鬚刮除乾淨。

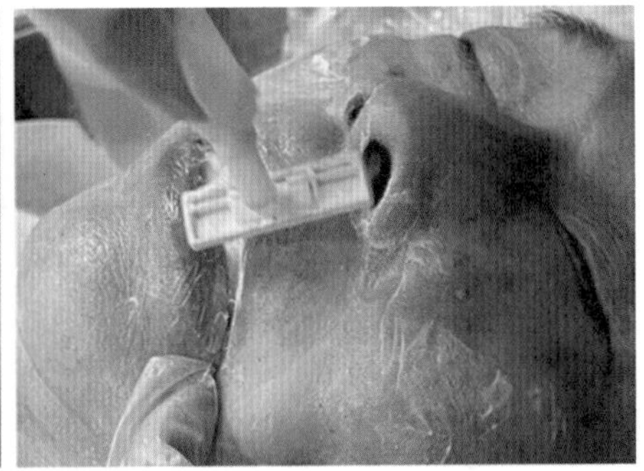

⑥最後再刮除上唇周圍的鬍鬚。

圖4-6　鬍鬚修整步驟

注意事項：

1.刮鬍鬚時可取一杯水備用，刮鬍過程中刀片累積太多鬍鬚時，會造成後續不易刮乾淨，可將刮鬍刀深入杯水中，清理刮鬍刀再繼續刮鬍。

2.逆毛方向較易刮除鬍根，但也可視部位以順毛及逆毛方向，輔助鬍根刮除乾淨。

六、底妝操作

一般完整性遺體面容而言，上粉底不是塗越多越好，塗太厚看起來會非常不自然。所謂的自然妝容，應著重在粉底的上色均勻，面部呈現自然的微光澤感，且不需特意遮蓋老人斑、曬斑、痣等。過度的粉感或光澤感，都會影響整體妝容自然的呈現。使用海綿上粉底時，應注意面部的部位及瑕疵狀況，交替使用上粉的手法。最後上散粉不僅可以定妝，還可以減低底妝的過度光澤感。

(一)妝前油

1.操作用具：舌型粉底刷、妝前油（可用嬰兒油代替）、面膜碗。

2.操作步驟如圖4-7。

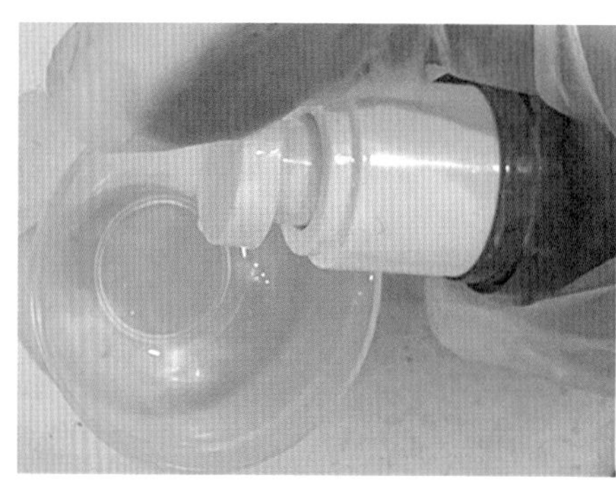
①擠出適量的嬰兒油置入面膜碗待用。

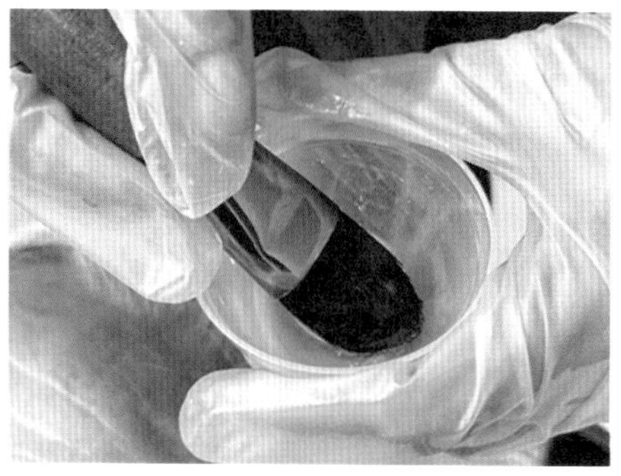
②舌型刷沾取適用嬰兒油。

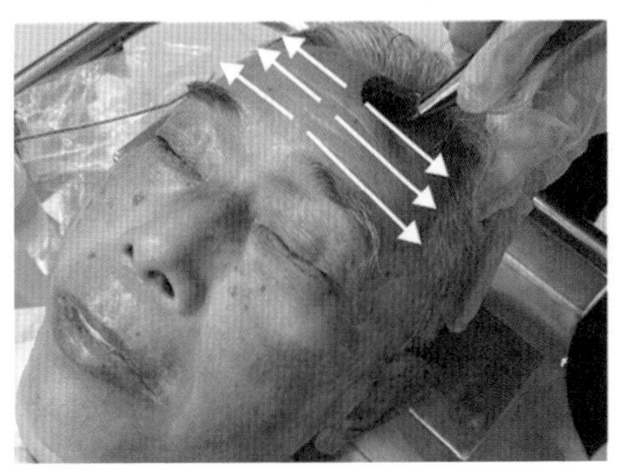

③自額頭中心向兩側均勻塗刷。

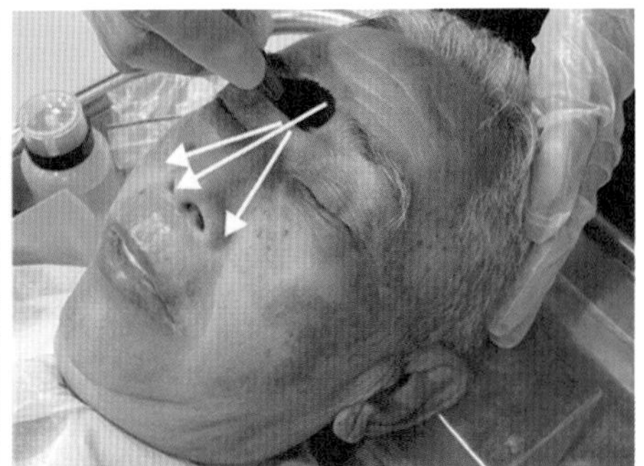

④眉心塗刷至鼻頭，再塗刷兩側至鼻翼處。

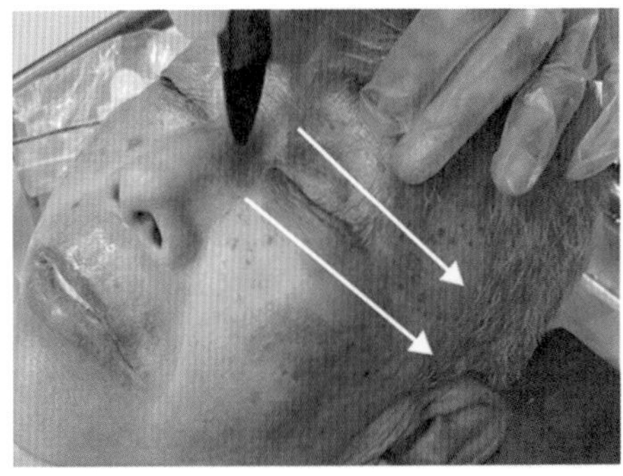

⑤先用手指將眼皮撐開皺紋處，上、下眼周塗刷至太陽穴處。

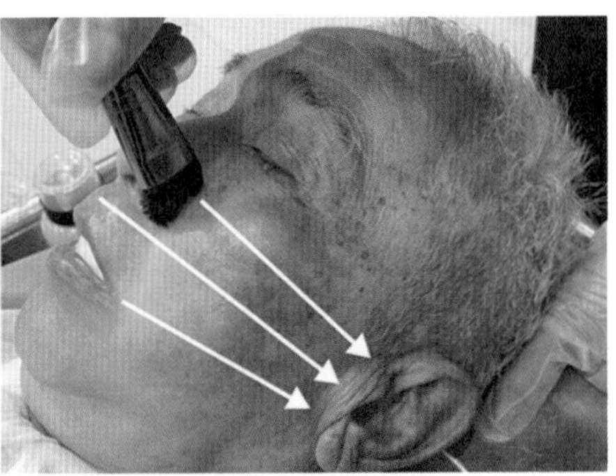

⑥由臉頰、人中、上唇、唇角處，塗刷至鬢髮處。

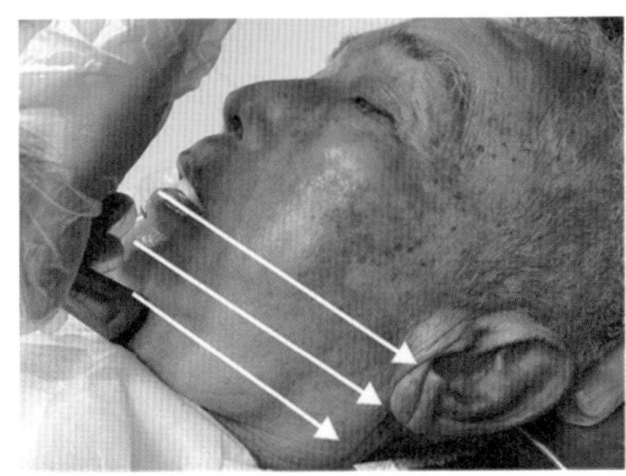

⑦由下唇、下巴、頸部處，塗刷至箭頭處。

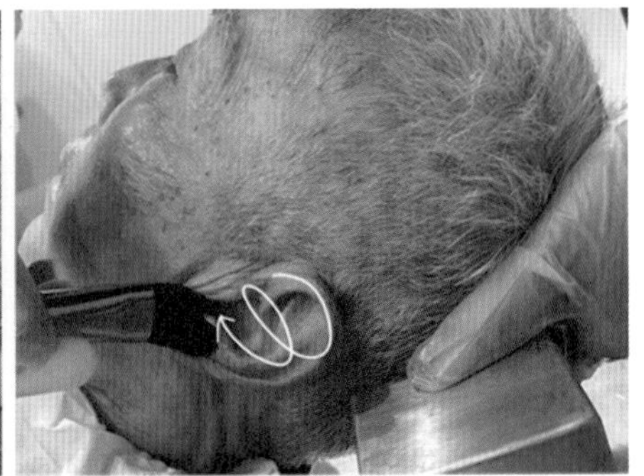

⑧耳窩部位於凹陷處，需均勻塗刷。

圖4-7　妝前油使用步驟

注意事項：

1.上妝前油目的不僅在於滋潤皮膚表層，同時也是調整臉部肌肉線條的第二道程序。額頭及頸部的肌肉紋理（如圖4-8肌肉紋理圖）對於仰躺的遺體面容而言，肌肉線條對於面部表情影響不大，只需要自中間線由內往外塗刷，其餘部位盡可能順著肌肉紋理的方向塗刷。

2.如耳窩有屍斑沉積（外觀呈紫紅色），建議省略塗刷妝前油，因上妝前油的延展性，會降低後續粉底的遮瑕度。

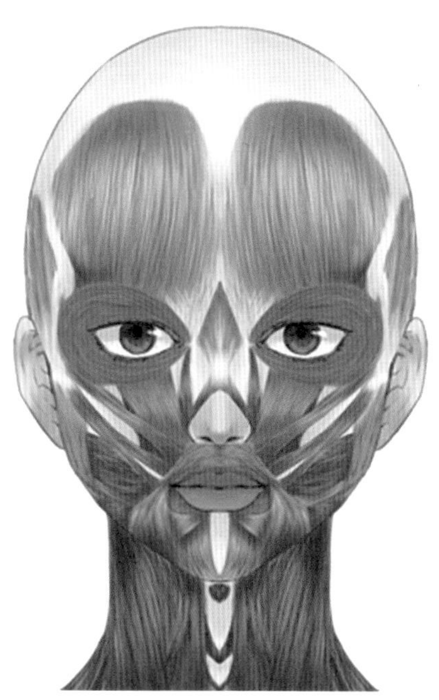

圖4-8 肌肉紋理圖

(二)粉底

1.操作用具：粉底、遮瑕膏、海綿、調色盤、挖棒、小支刷具。

2.操作步驟如**圖4-9**。

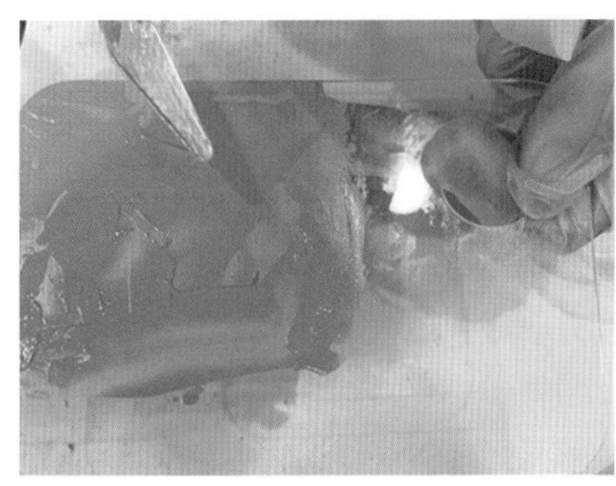

①挖取適量的粉底及遮瑕膏至調色盤，混合後均勻抹開。

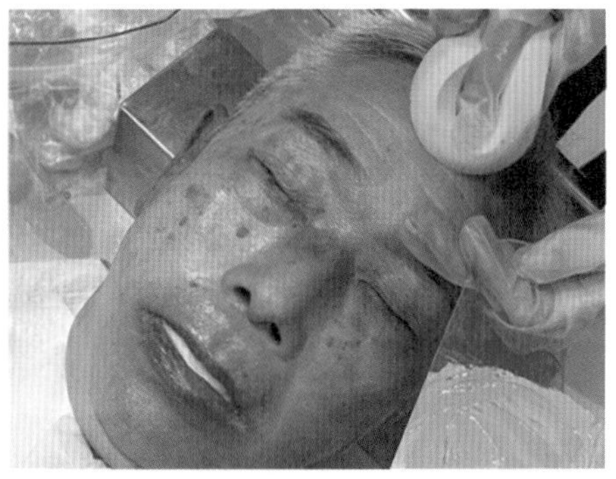

②手指夾住海綿並用指腹的力道以滾壓式手法將額頭均勻上粉。

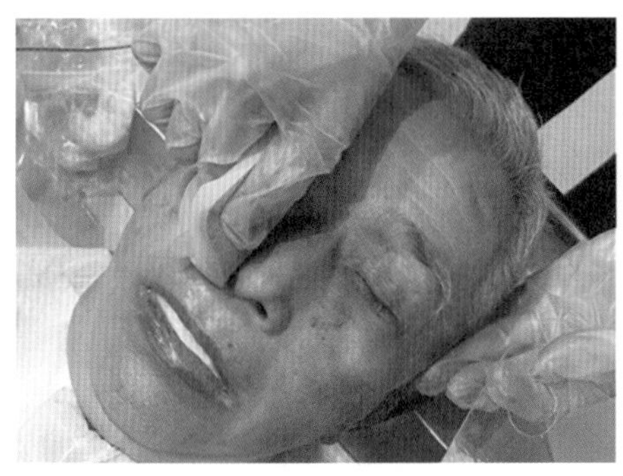

③至眉心開始至鼻頭尾端，再上兩側至鼻翼。

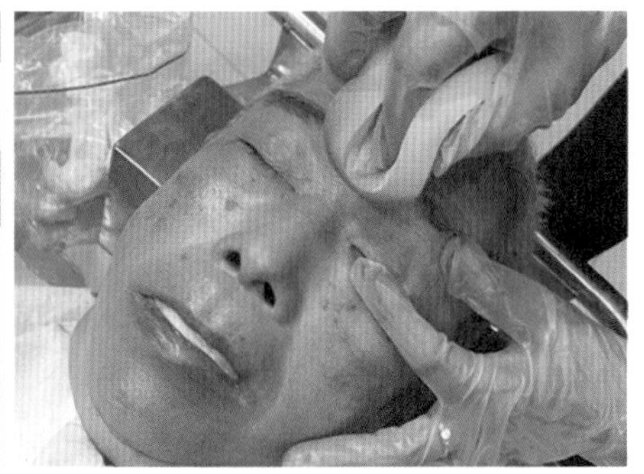

④用手指撥開眼周的皺紋，再均勻滾壓粉底。

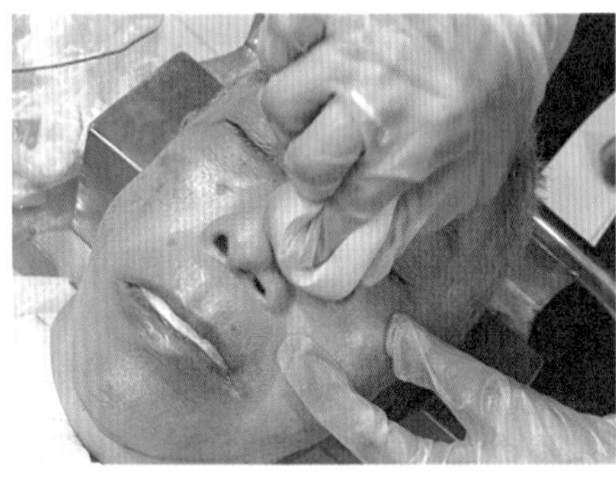

⑤同上撥開眼周下方的皺紋處，以及臉頰處均勻上粉。

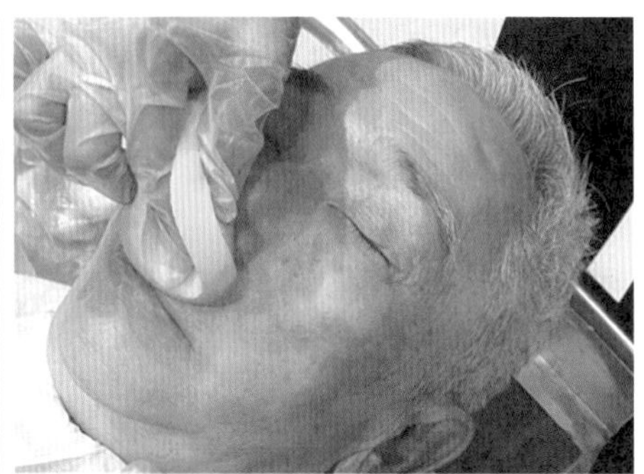

⑥唇周均勻滾壓上粉。

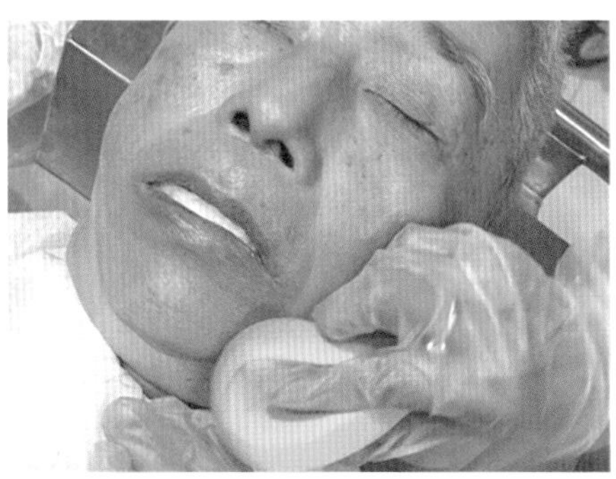

⑦下巴處均勻滾壓粉底。

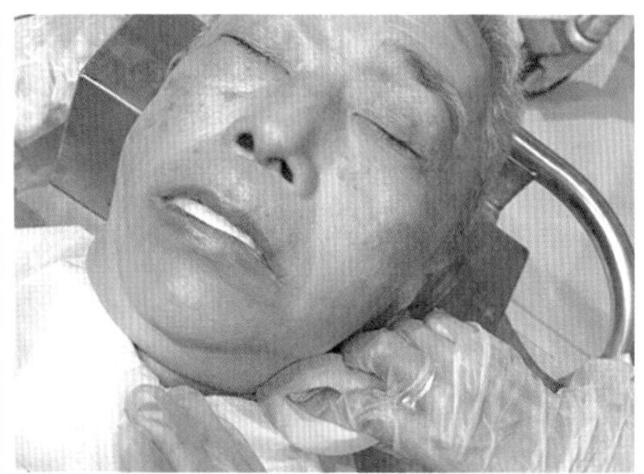

⑧頸部以拖拉式上粉，需上粉至衣領可遮蓋處。

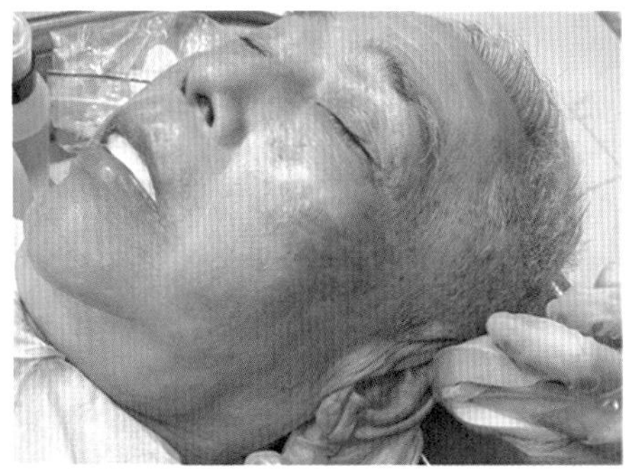

⑨耳窩部位，以轉圈及按壓方式，將耳窩均勻上粉。

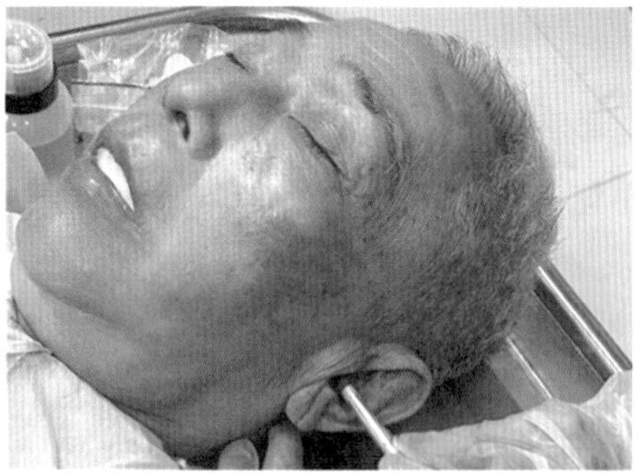

⑩用刷具輔助將耳窩內凹陷處，均勻補上粉底。

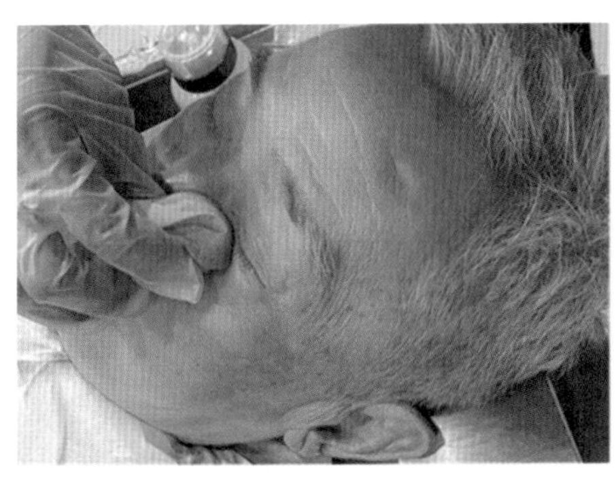

⑪海綿對摺後沾取粉底，以點壓式手法，在眼周及唇周膚色不均處，反覆點壓遮瑕。

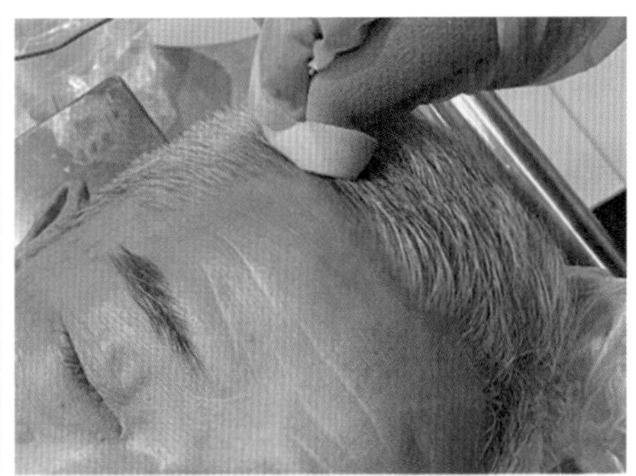

⑫海綿反摺沾取酒精，將髮際線沾染粉底的毛髮，順著髮流方向清理毛髮沾染的粉底。

圖4-9　上粉底操作步驟

注意事項：

上粉底需視部位，交替使用不同的手法，以下可供參考：

1.全臉：海綿少量沾取粉底後，以滾壓式手法，先上一層薄薄的妝底，作為修飾臉部的基底膚色。
2.耳窩：使用海綿輔助按壓耳窩外圍，耳窩內凹陷處可改用刷具輔助上粉，可讓粉底更均勻。
3.頸部：頸部膚色於整體的視覺上，會影響妝容整體色差的均勻度，使用拖拉式將粉底帶到衣領可遮蓋處即可。
4.微遮瑕：在面部膚色不均勻之處，使用海綿沾粉底反覆點壓，點壓時需注意皺紋處的卡粉狀況。

(三)散粉（蜜粉）

1.操作用具：散粉、散粉刷、挖棒、面膜碗。

2.操作步驟如圖4-10。

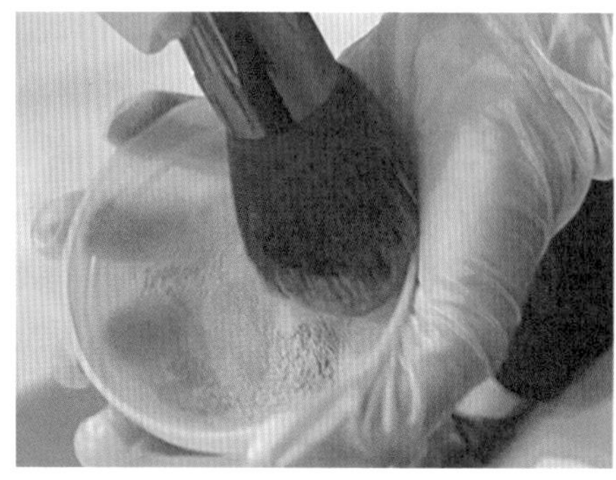

①挖棒挖取適量的散粉至面膜碗中，散粉刷在面膜碗中打圈均勻沾取散粉。

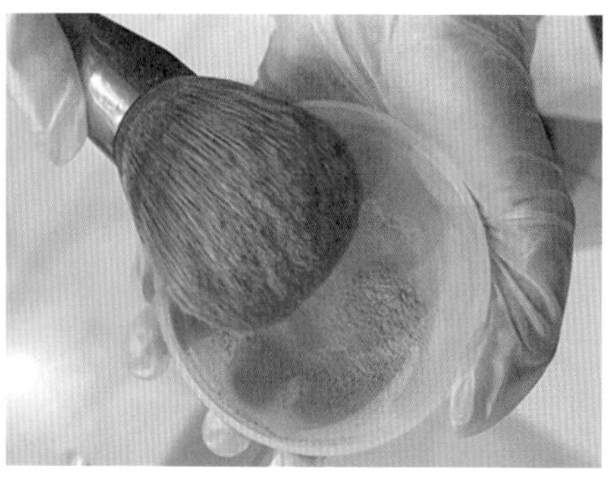

②在面膜碗上，將多餘的浮粉敲出，可以避免妝容表面粉感太重。

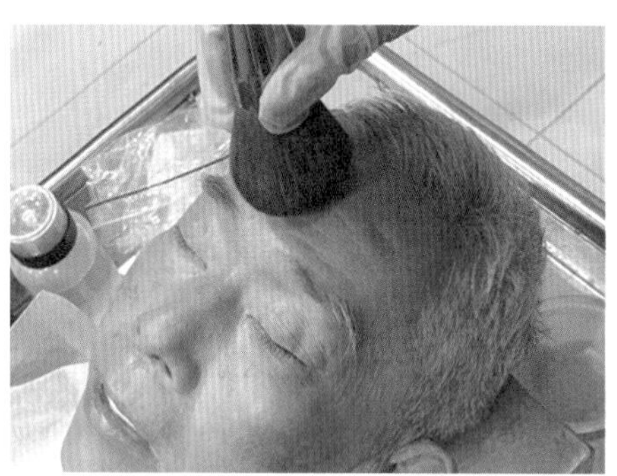

③刷毛的尾端，於額頭輕刷散粉。

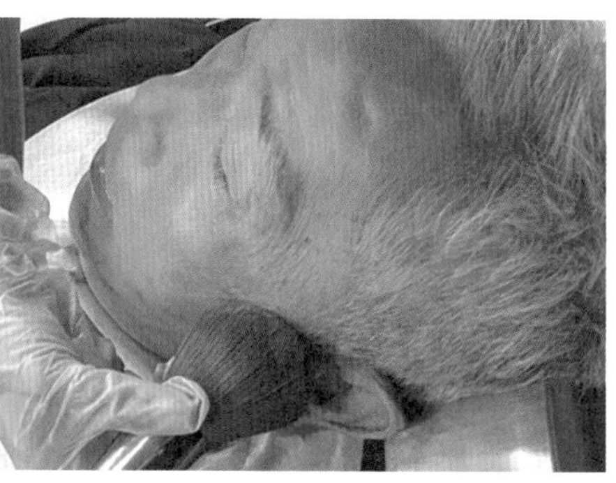

④輕刷眼周至太陽穴。

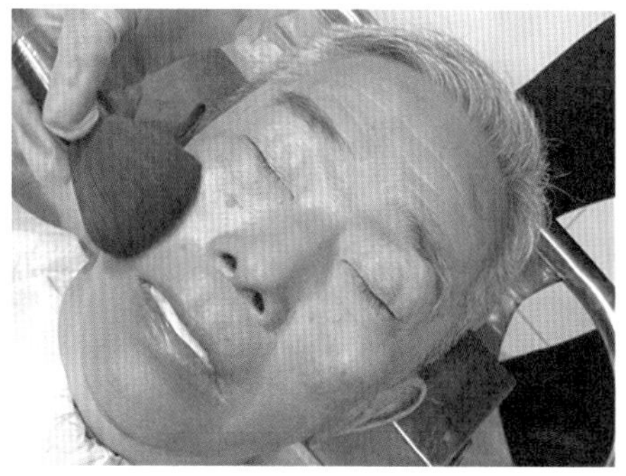

⑤輕刷臉頰至鬢髮處。

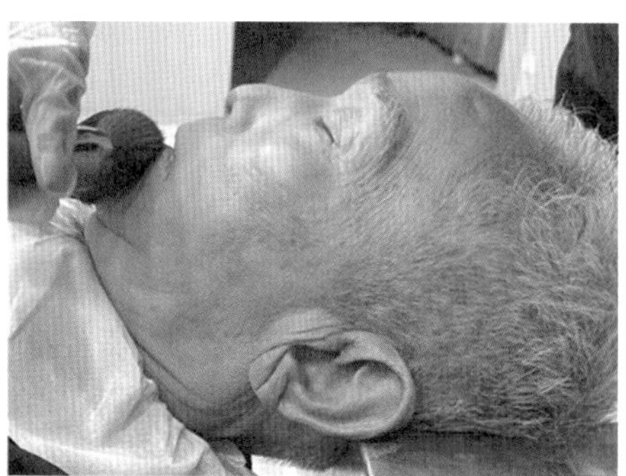

⑥輕刷唇周處。

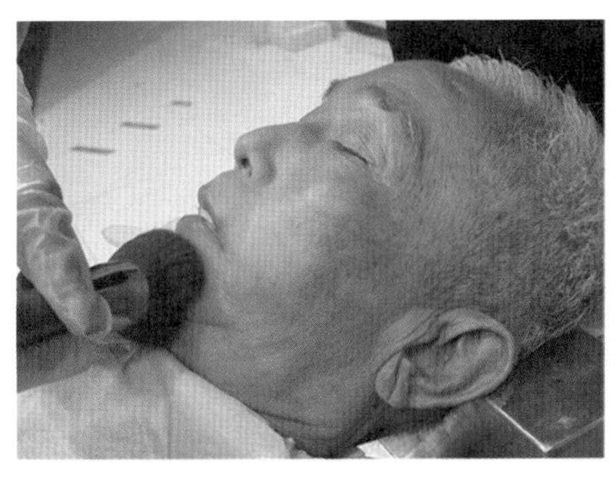

⑦輕刷下巴處、頸部。

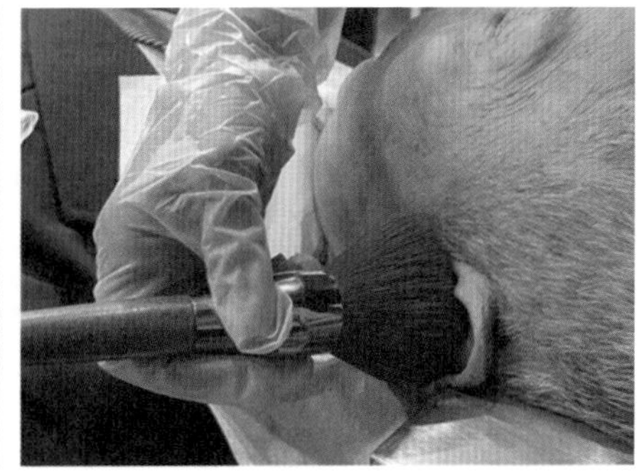

⑧打圈方式刷在耳窩處，再以拍壓使散粉拍進耳窩凹陷處。

圖4-10　散粉（蜜粉）操作步驟

注意事項：

1.在上完粉底之後，使用蜜粉刷定妝，可以使整體妝感具有薄透自然的光澤感，妝感更乾淨、持久。
2.輕刷臉部，由T字、雙眼、雙頰、唇周、頸部、雙耳等，從上至下輕刷定妝，視狀況保留顴骨或T字部位不刷粉，於局部保留少許的光澤感可更顯自然。
3.也可反覆打圈的方式進行定妝，沿著臉頰以順時針或逆時針的方向畫圈。這樣蜜粉會掃得更均勻，也更服貼。

七、彩妝操作

所謂彩妝即是加入色彩元素，而遺體化妝師本身須具備一定的審美觀，使用的色彩需參考本身的原有條件，如：髮色對應的眉色、服裝深淺色系對應的唇膏色彩等，還需參考家屬的審美觀及意見作調整，如此才能達到家屬的滿意度。遺體彩妝對象大都是年長者居多，無論是如何增加眉、眼、唇的色彩，其最終目的是為了增加面部的整體氣色，一般年長者的眉、眼、唇，不需要過多的線條感，主要是輔助整體妝容看起來有精神即可。

(一)眉型

1.操作用具：眉筆、眉睫刷。

2.操作步驟如圖4-11。

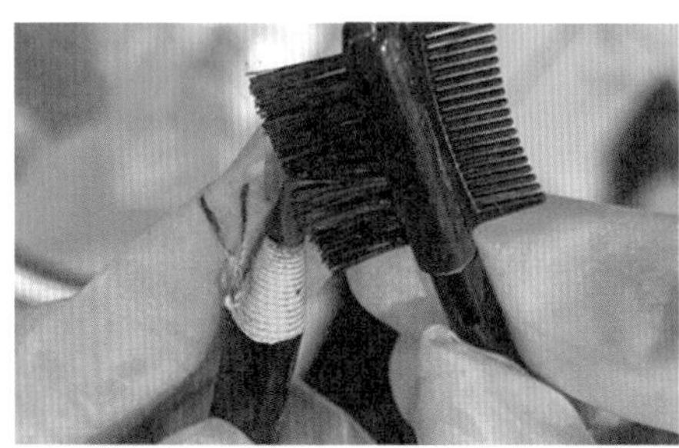

①刷取眉筆上的眉粉。

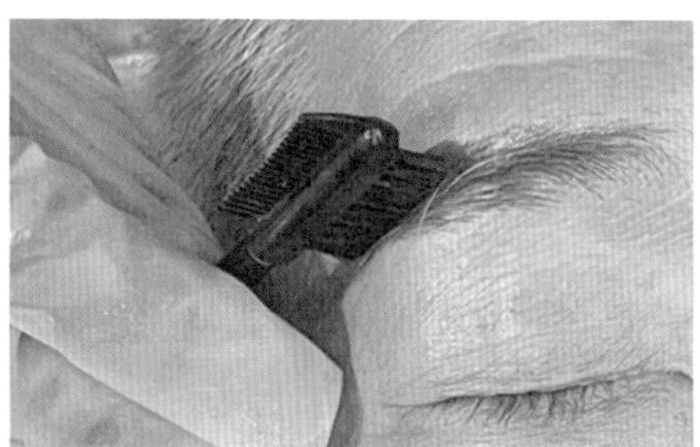

②自眉峰處刷至眉尾。

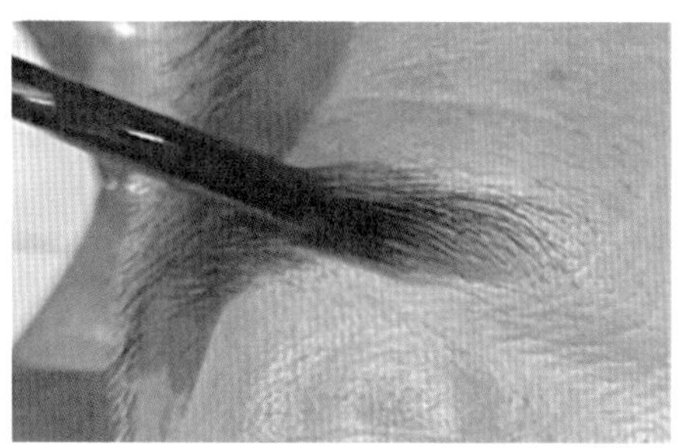

③再刷眉筆後，自眉中刷至眉尾。

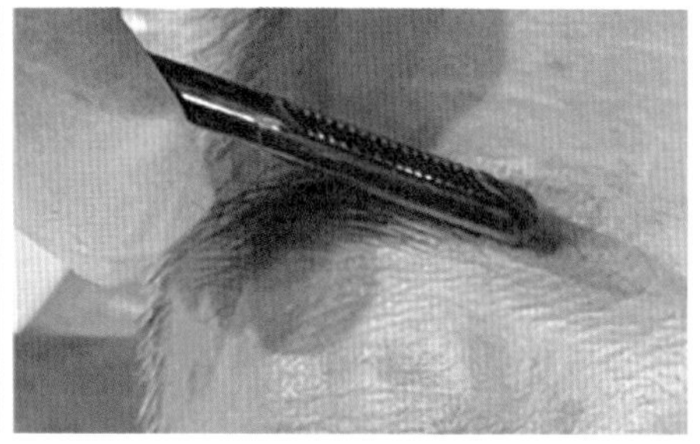

④利用眉刷上的餘粉，補眉頭的眉色。

圖4-11　眉型操作步驟

注意事項：

1.眉頭須呈現霧面，不可有明顯的線條感，整體在視覺上會較為自然。

2.眉色的選擇應參考髮色，如黑髮使用黑色眉筆、白髮使用灰色眉筆，染髮則使用棕色系眉筆。

3.因華人的五官平衡考量，建議眉心之間大約兩指的距離較為合適。

4.一般標準眉型有量測的方式，第一眉頭對眼頭，第二眉峰（眉毛的至高點）約在眼寬的三分之二處，第三眉尾在鼻翼對眼尾延伸處（不可超過），第四兩側眉頭平衡點，第五兩側眉峰至高點平衡處（如**圖4-12**眉型參考基準點）。

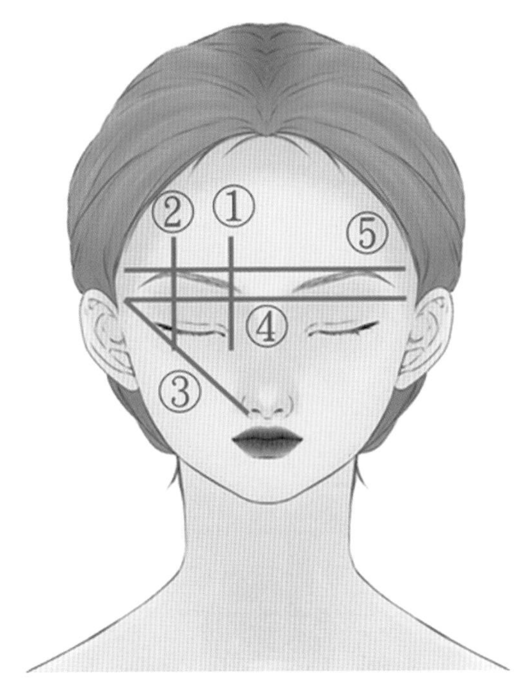

圖4-12　眉型參考基準點

(二)眼線、睫毛

1.眼線、睫毛用具：眉粉餅、眼線刷。

2.眼線、睫毛操作步驟如圖4-13。

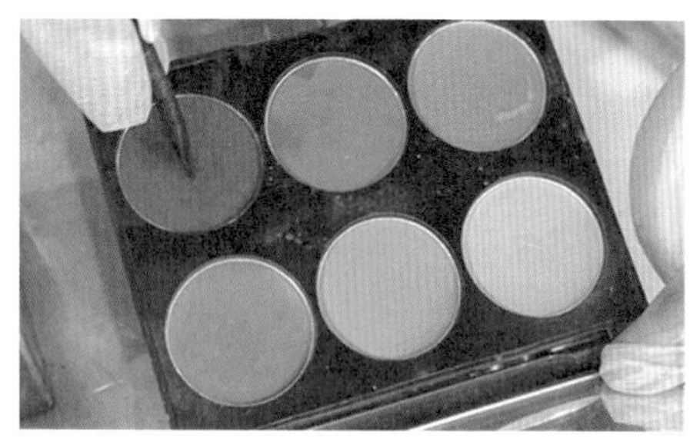

①眼線刷沾取黑色眉粉餅。

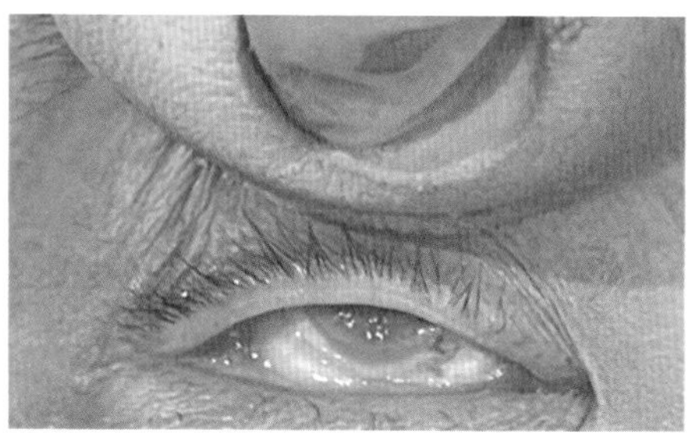

②用海綿壓在眼皮，將眼皮往上撐開。

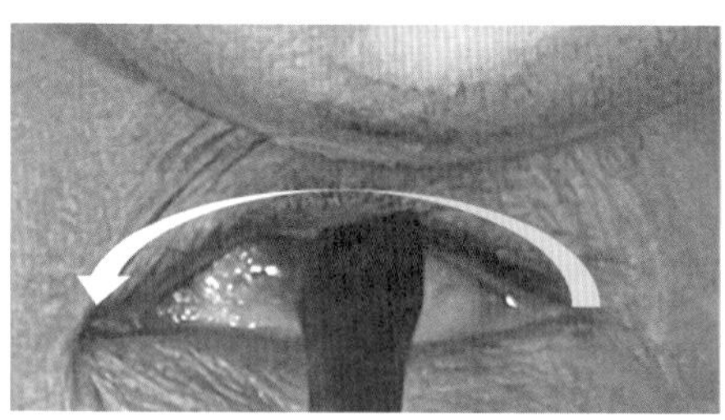

③自眼角的睫毛根部，開始描繪至另一邊的眼角。

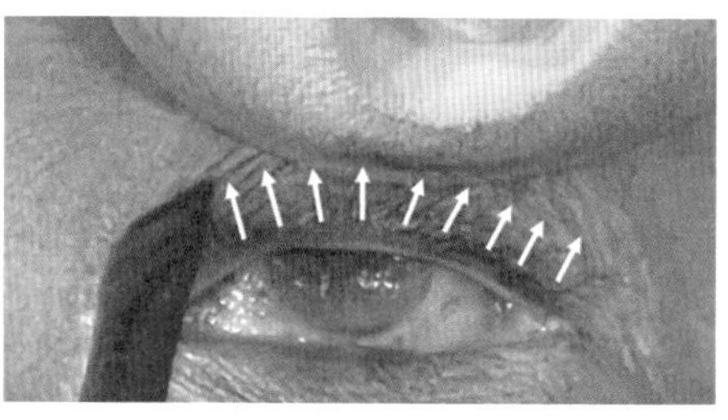

④再沾取黑色眉粉，自睫毛根部處順著睫毛尾端方向刷，刷除睫毛上殘留的餘粉。

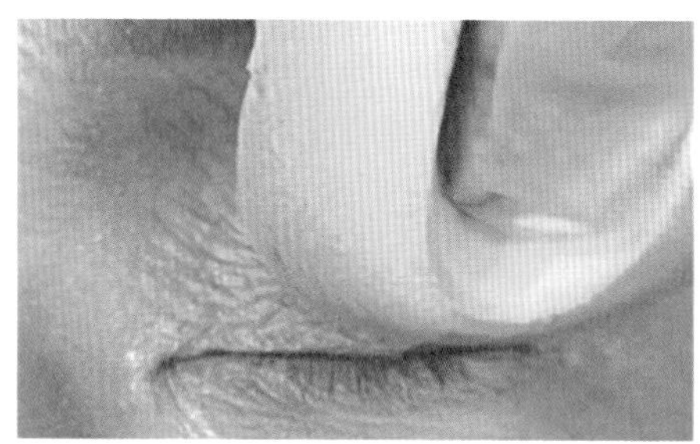

⑤海綿將眼皮向下壓，使眼部閉合。

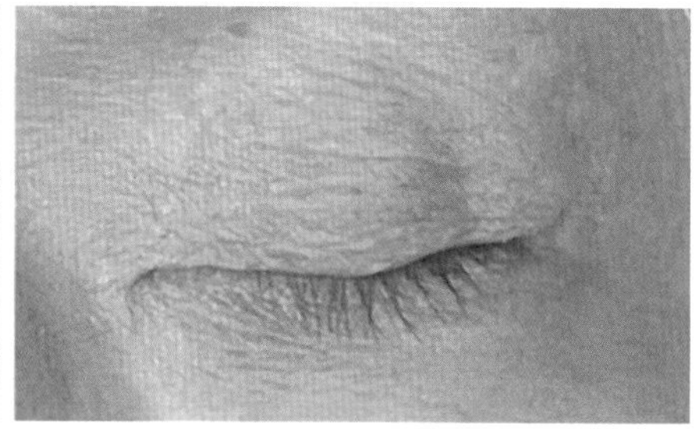

⑥自然眼線完成示意圖

圖4-13　眼線、睫毛操作步驟

(三)唇色

1.唇形上色用具：口紅、唇刷、挖棒、暈染刷。

2.唇形上色操作步驟如**圖4-14**。

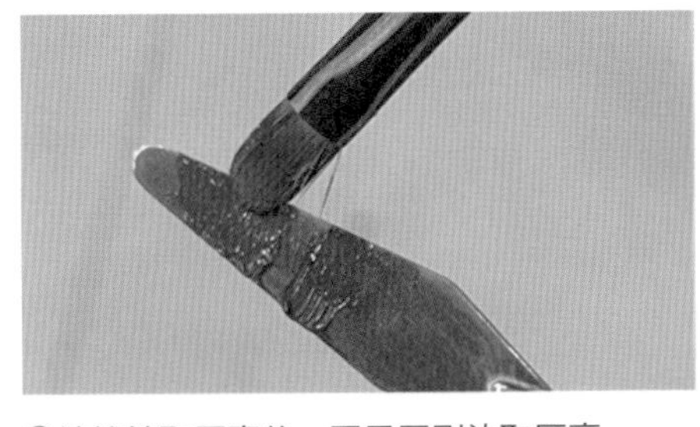

①挖棒挖取唇膏後，再用唇刷沾取唇膏。

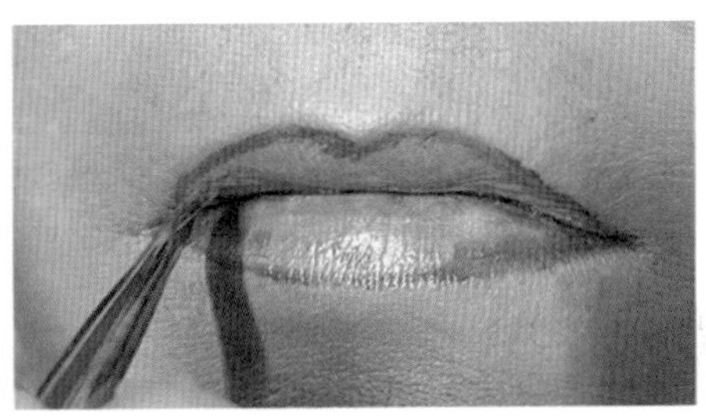

②先描繪上、下唇線。

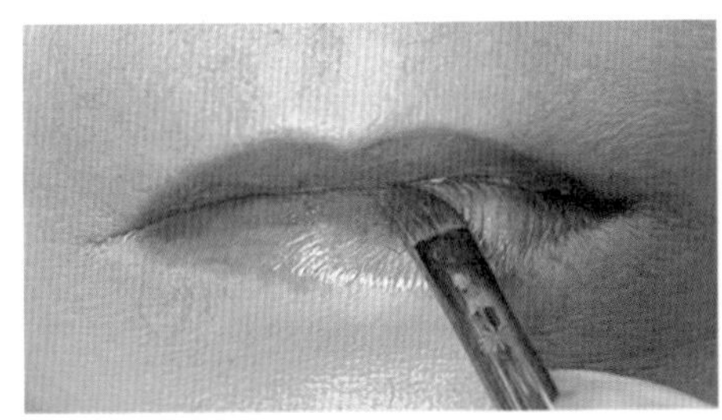

③再將唇腹填滿唇膏。

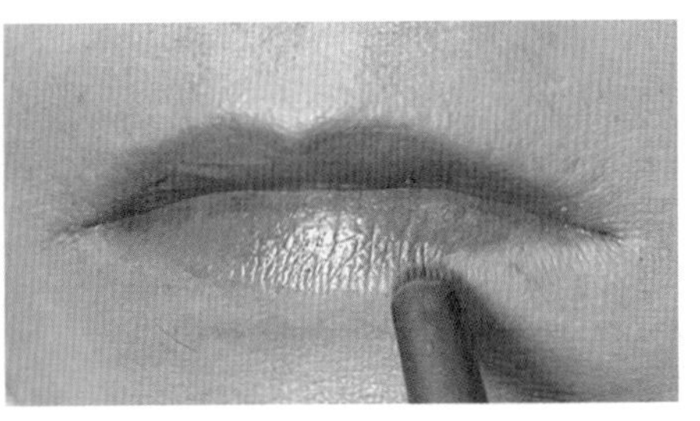

④取暈染刷將下唇的唇線邊緣暈開。

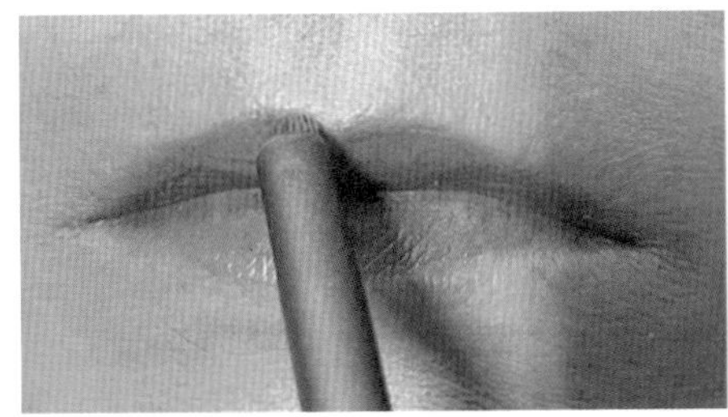

⑤在將上唇的唇線邊緣暈開。

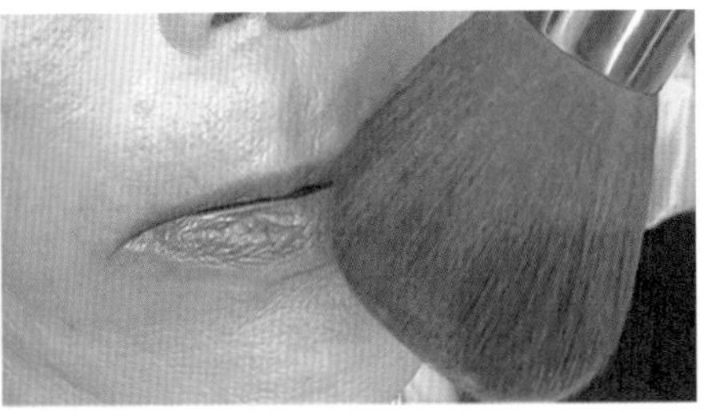

⑥最後用蜜粉刷的餘粉輕刷唇面。

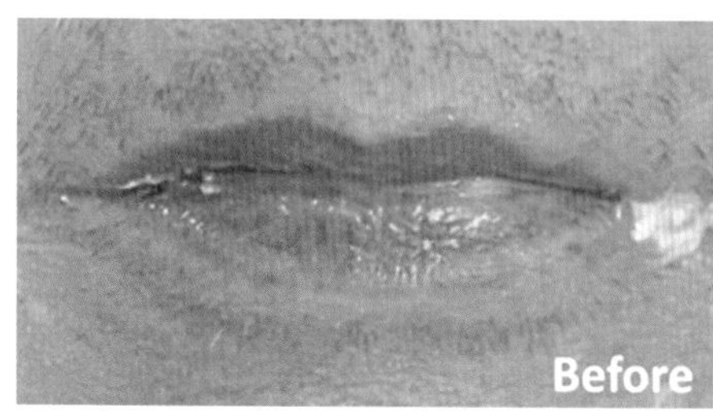

唇形補色前示意圖

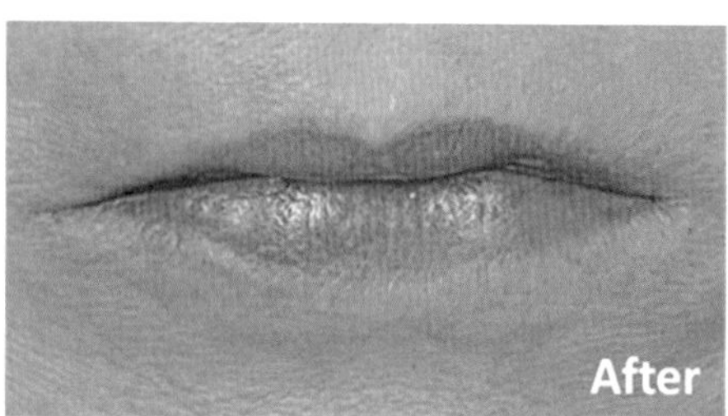

唇形補色後示意圖

圖4-14　唇形上色操作步驟

注意事項：

男性盡可能呈現自然唇色，除了唇線邊緣的暈染之外，唇面過度的光澤感，反而顯得不自然。可利用定妝後的散粉刷餘粉，輕刷唇面吸附口紅過多的油脂，但注意不宜使用過多的散粉，保留些許的光澤感，可更顯自然。

八、修容局部案例

(一)修容局部示意圖

◆男性修眉示意圖

男性基礎修眉，只需參考眉毛主體的眉型，如眉尾下垂需盡可能將眉型修整為平行或眉尾微上揚。

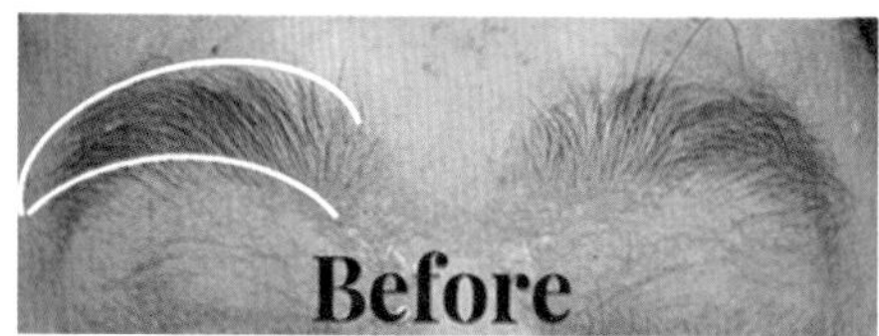

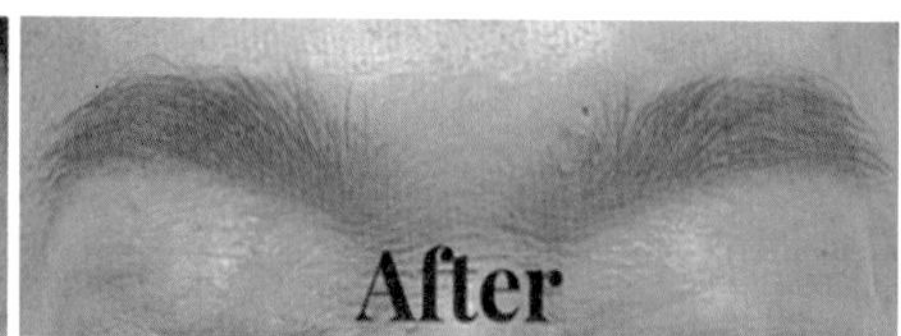

圖4-15　男性修眉案例一

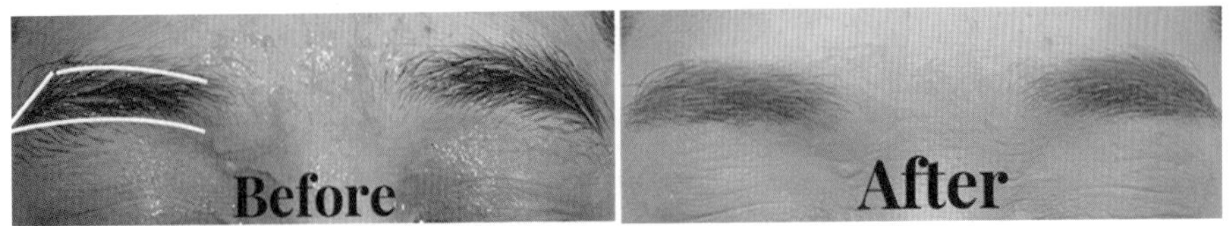

圖4-16　男性修眉案例二

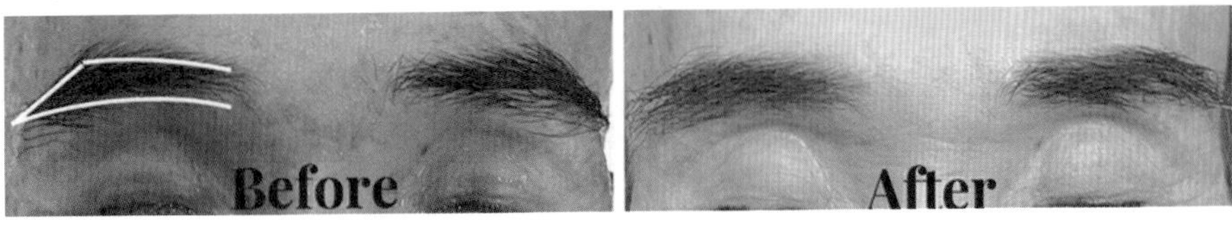

圖4-17　男性修眉案例三

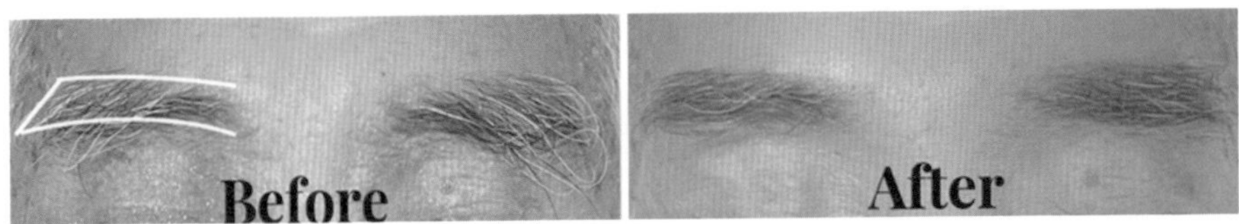

圖4-18　男性修眉案例四

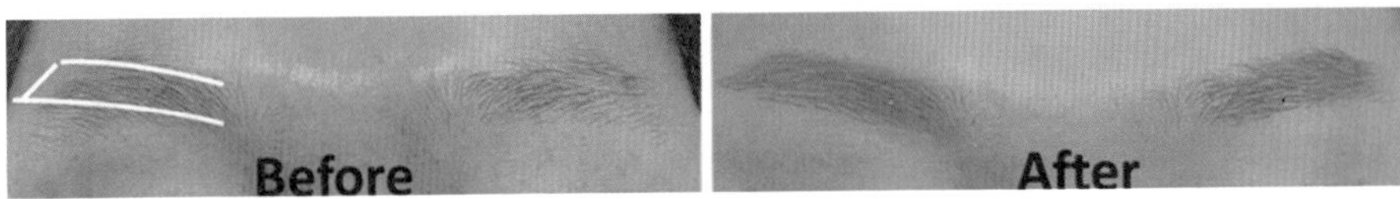

圖4-19　男性修眉案例五

◆女性修眉示意圖

女性基礎眉型，需要注意眉型不可太粗獷，眉尾上揚且細長，眉峰處避免有菱角。

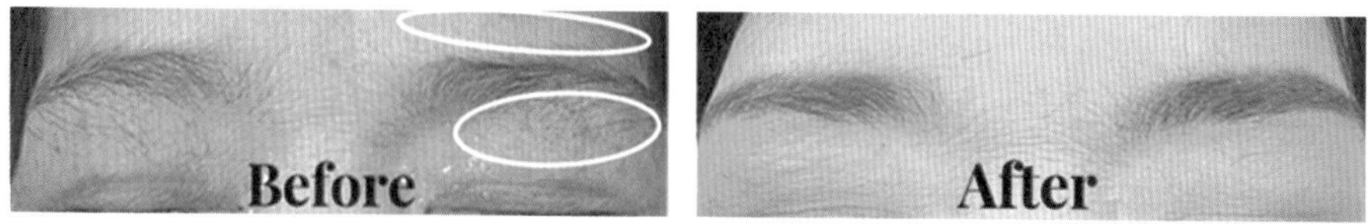

圖4-20　女性修眉案例一

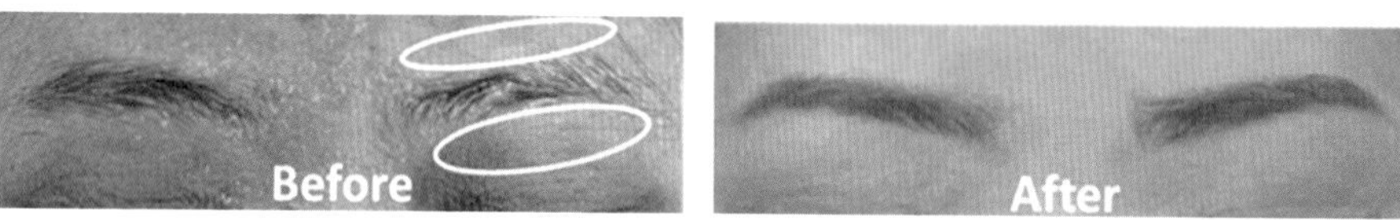

圖4-21　女性修眉案例二

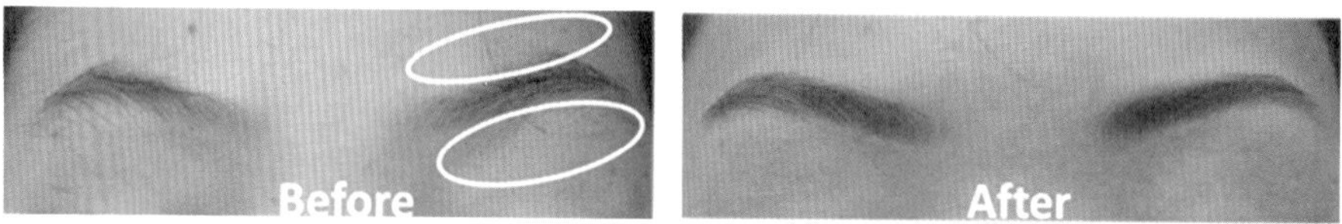

圖4-22　女性修眉案例三

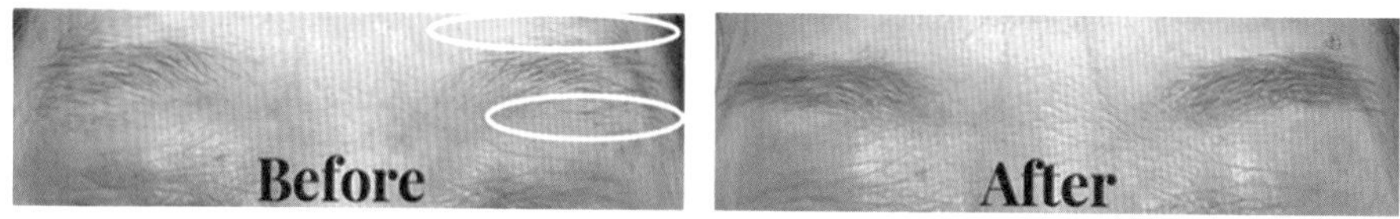

圖4-23　女性修眉案例四

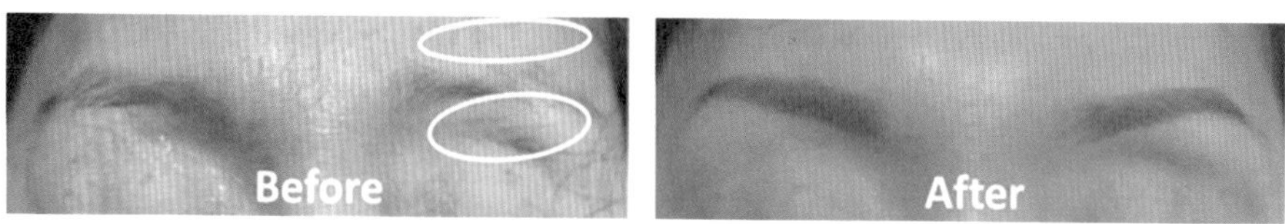

圖4-24　女性修眉案例五

(二)鬍鬚修整局部示意圖

過長的鬍鬚，可先使用小剪刀將其剪短後，再均勻塗抹刮鬍膏或刮鬍泡沫軟化鬍根，最後再用一次性刮鬍刀刮除鬍根。

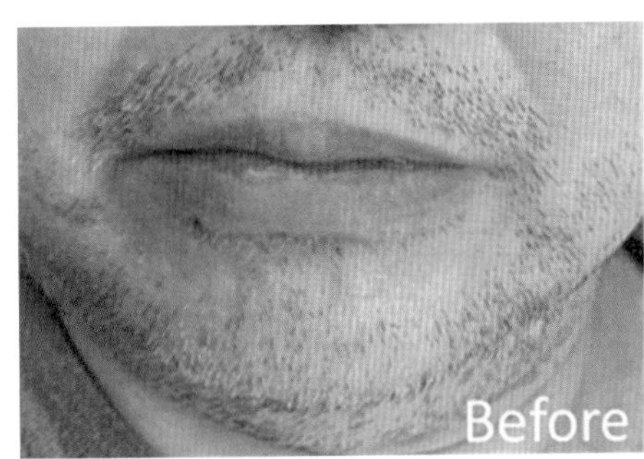

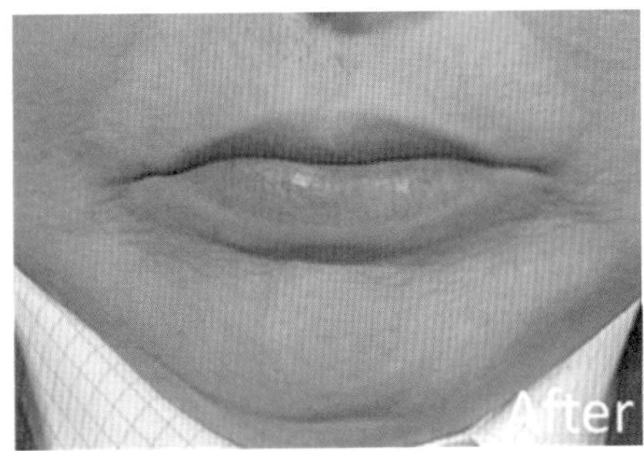

圖4-25　刮鬍案例一

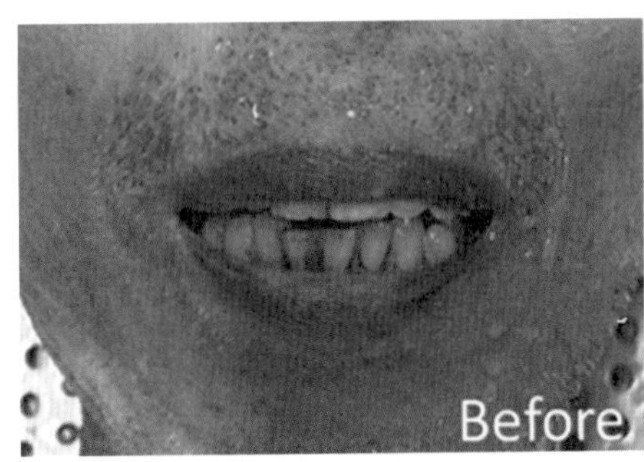

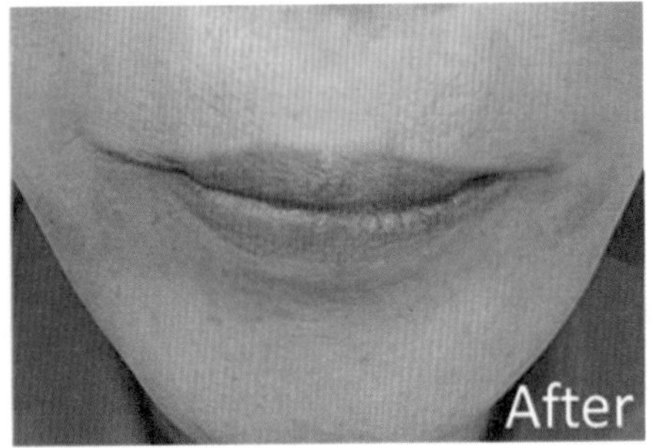

圖4-26　刮鬍案例二

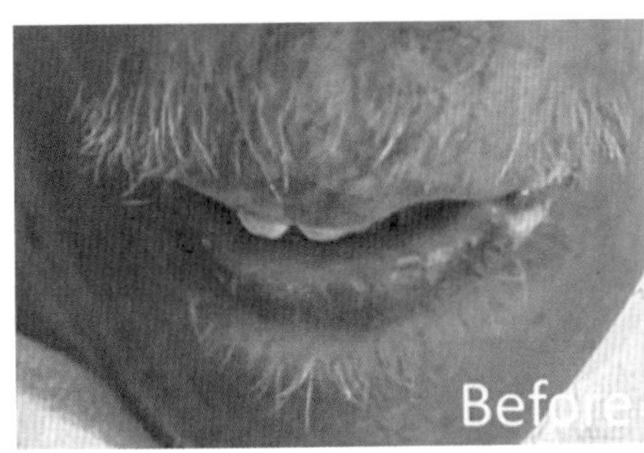
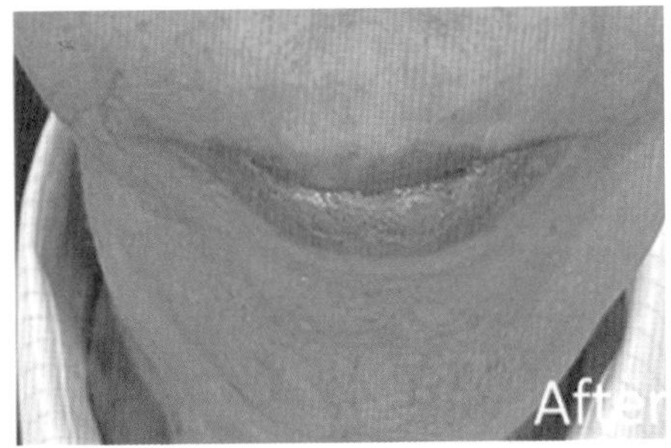

圖4-27　刮鬍案例三

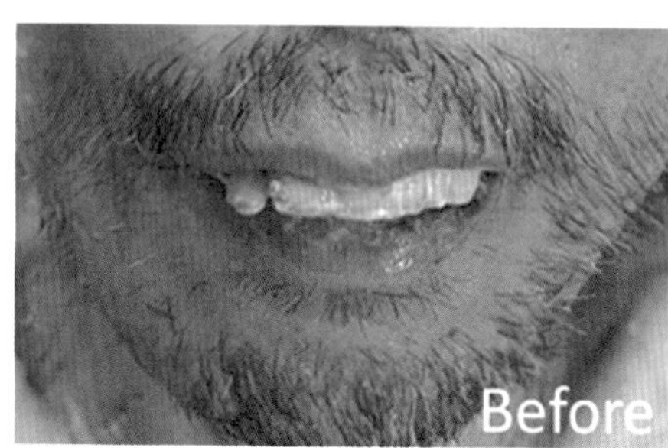

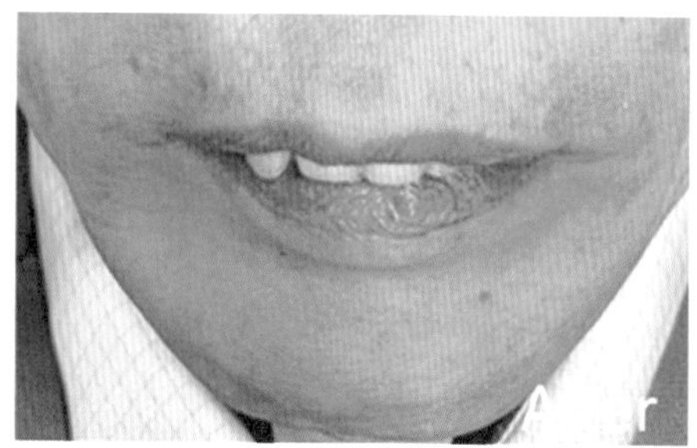

圖4-28　刮鬍案例四

九、彩妝局部案例

(一)男性畫眉示意圖

順著修整好的眉型，補上與髮色對應的眉筆色彩即可。

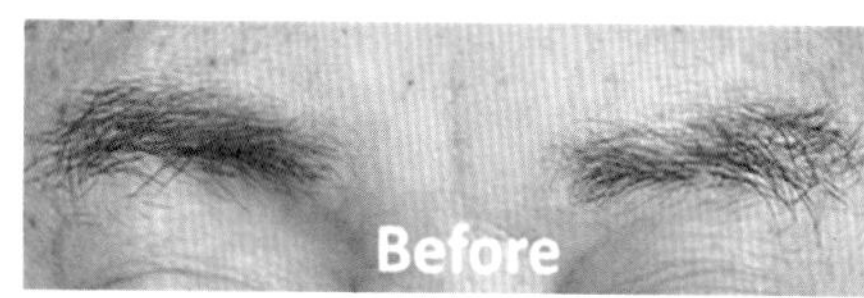

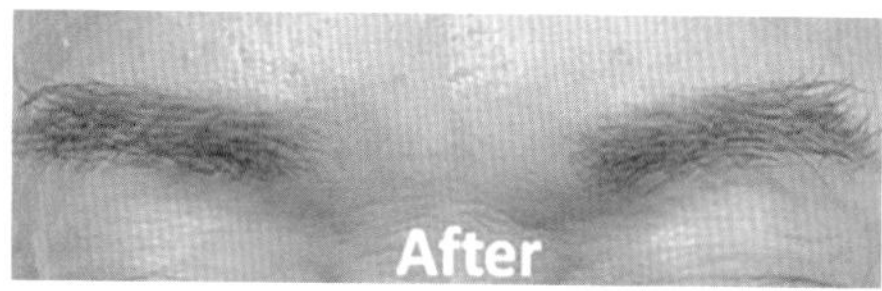

圖4-29　男性畫眉案例一

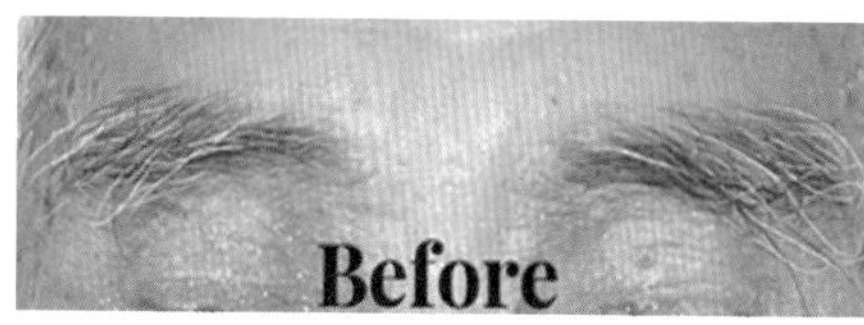

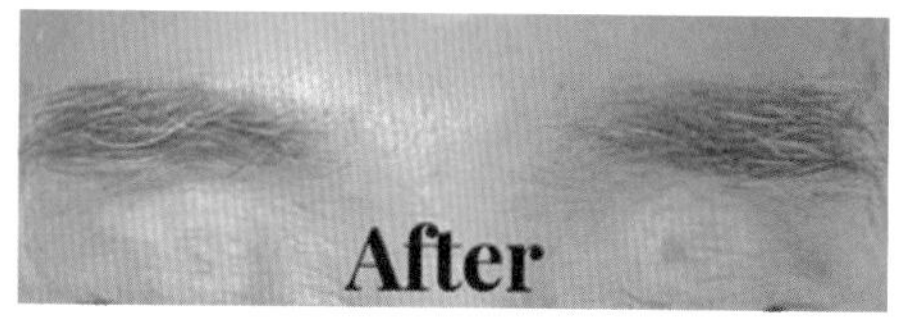

圖4-30　男性畫眉案例二

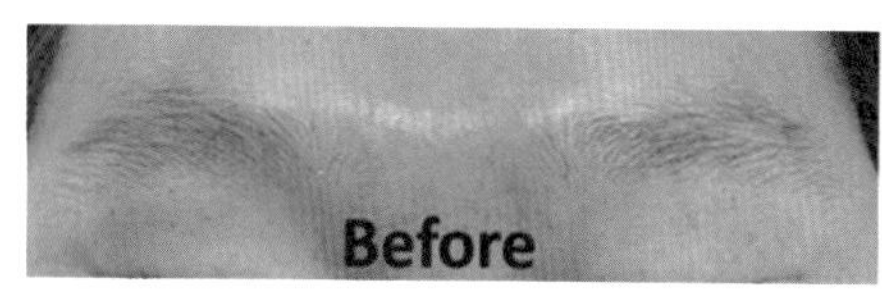

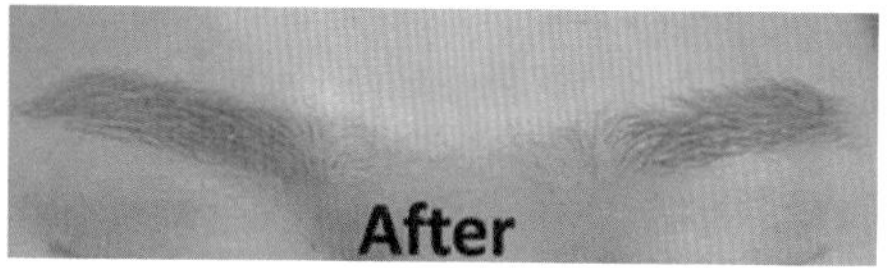

圖4-31　男性畫眉案例三

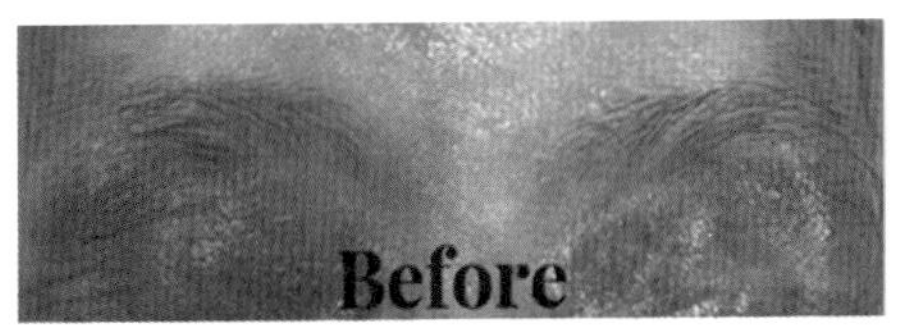

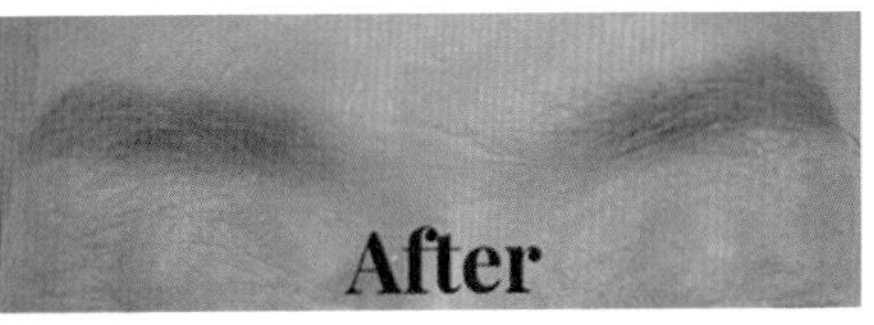

圖4-32　男性畫眉案例四

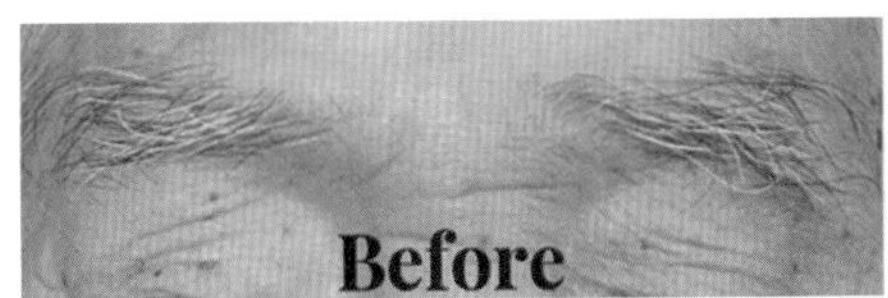

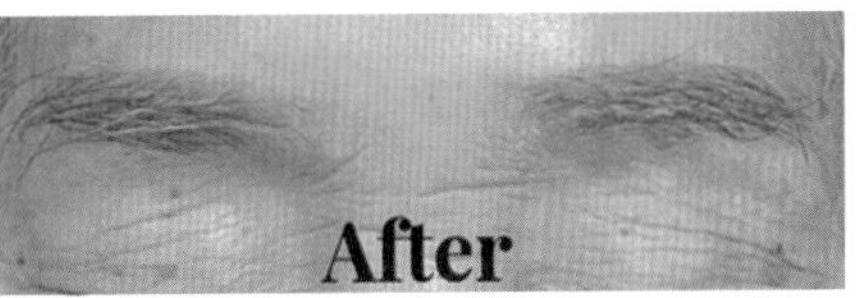

圖4-33　男性畫眉案例五

(二)女性畫眉示意圖

順著修整好的眉型，補上與髮色對應的眉筆色彩，女性眉型須配合其臉型，但眉尾需上揚凸顯面部精神。

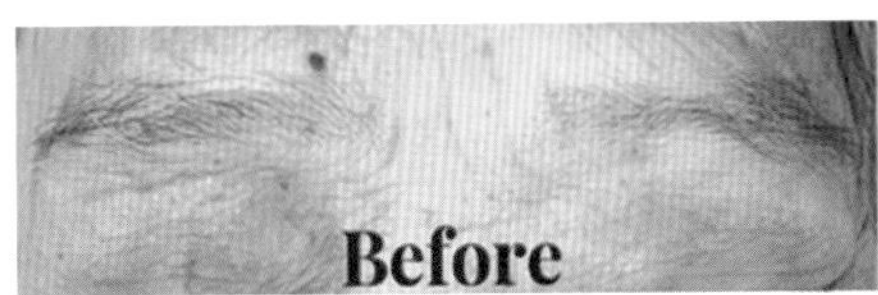

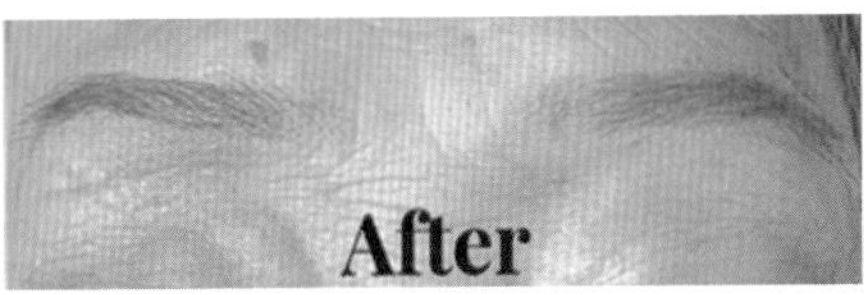

圖4-34　女性畫眉案例一

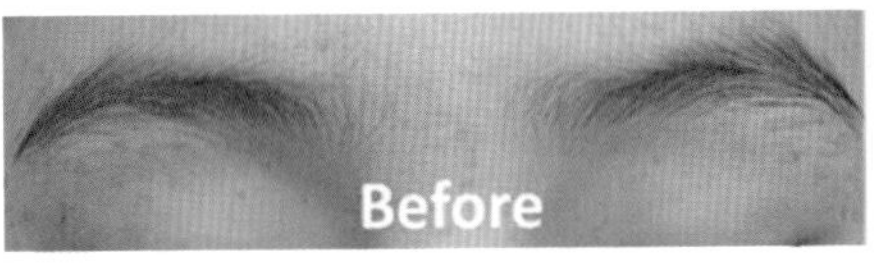

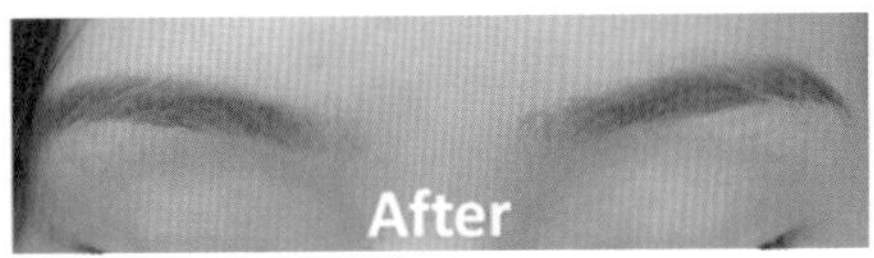

圖4-35　女性畫眉案例二

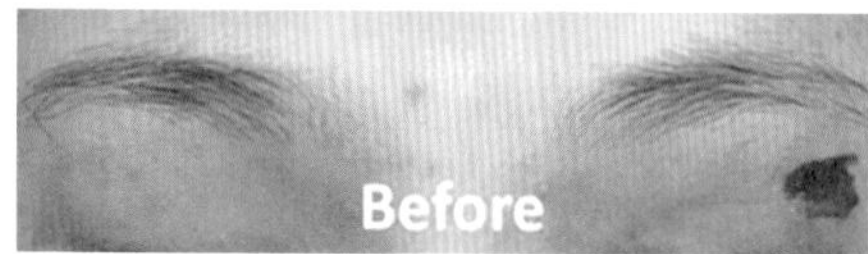

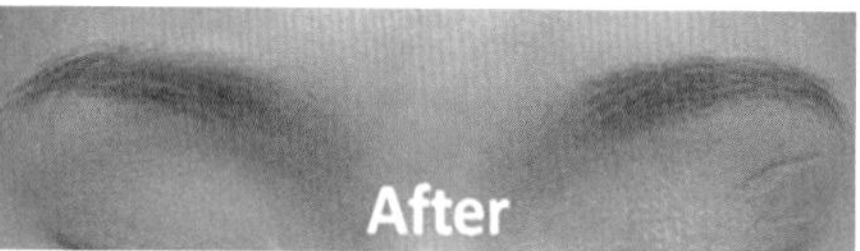

圖4-36　女性畫眉案例三

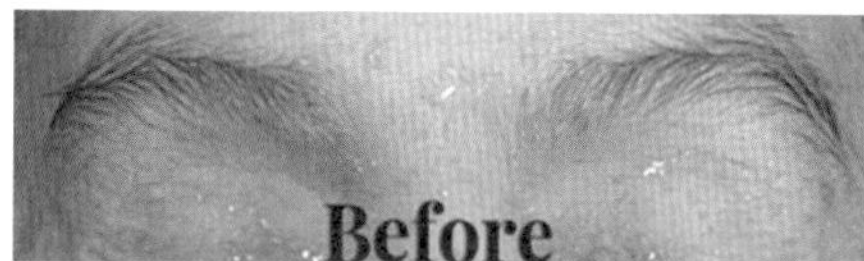

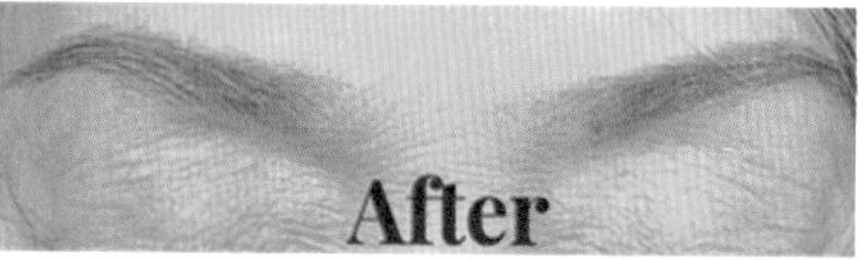

圖4-37　女性畫眉案例四

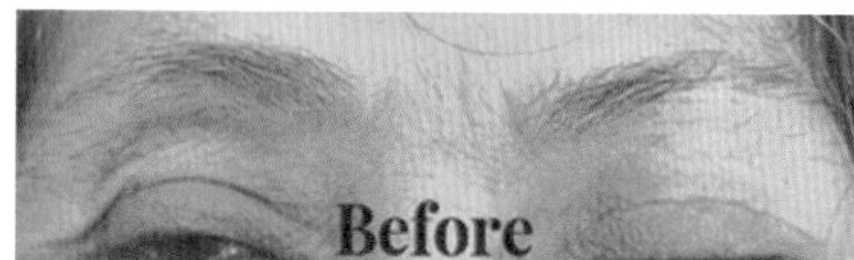

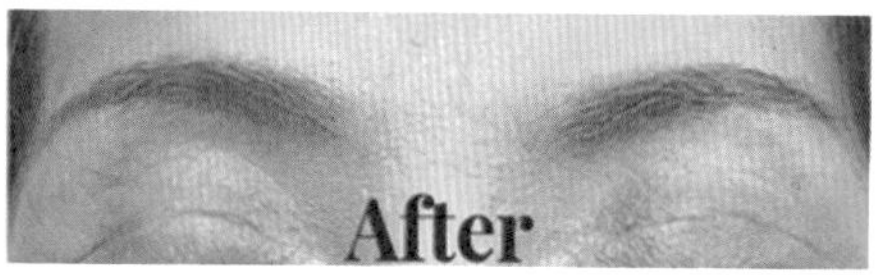

圖4-38　女性畫眉案例五

(三)男性唇色示意圖

男性的唇膏色彩，可參考單用棕色、調合紫色及棕色，紫色及棕色系的調配量多寡，對應在不同的唇色上，會呈現不同的色階。而男性不論年紀，盡可能避免明顯的色彩線條產生，在唇筆上色後，使用暈染刷將唇線暈染開，視覺效果會較為自然。

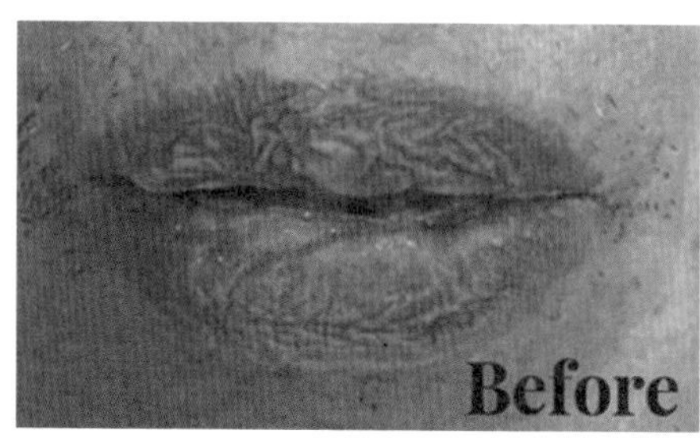

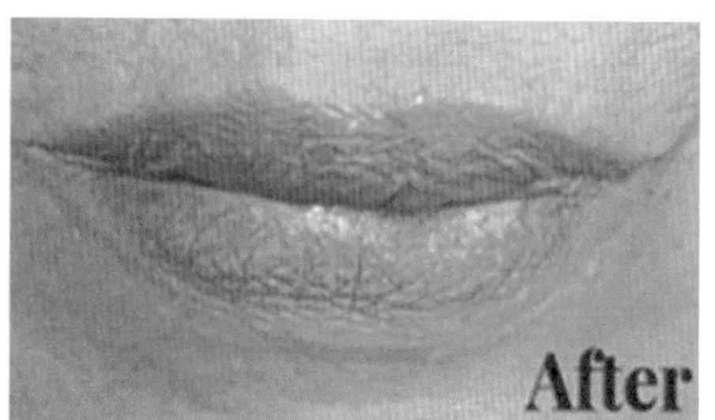

圖4-39　男性唇色案例一

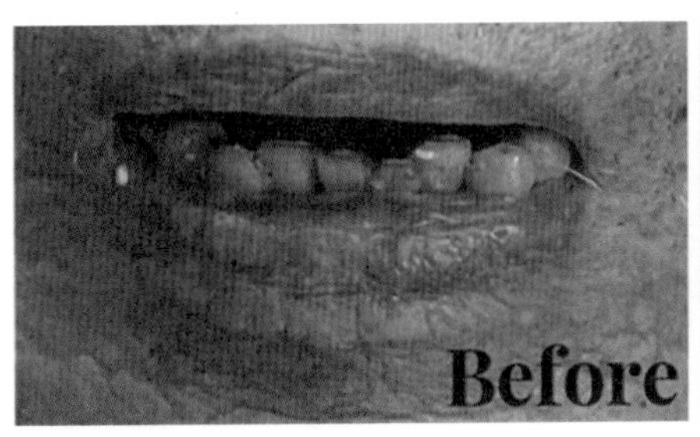

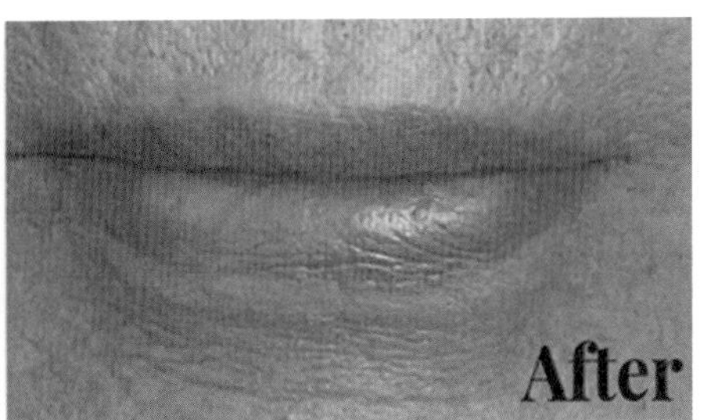

圖4-40　男性唇色案例二

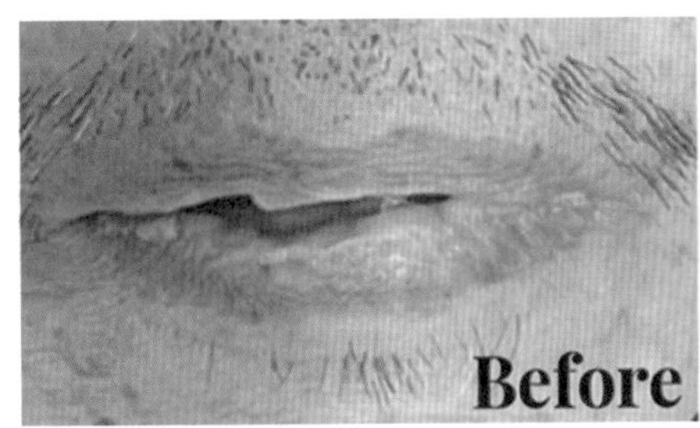

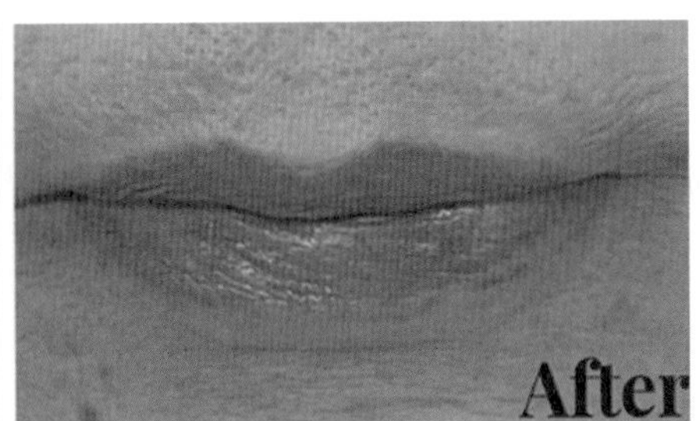

圖4-41　男性唇色案例三

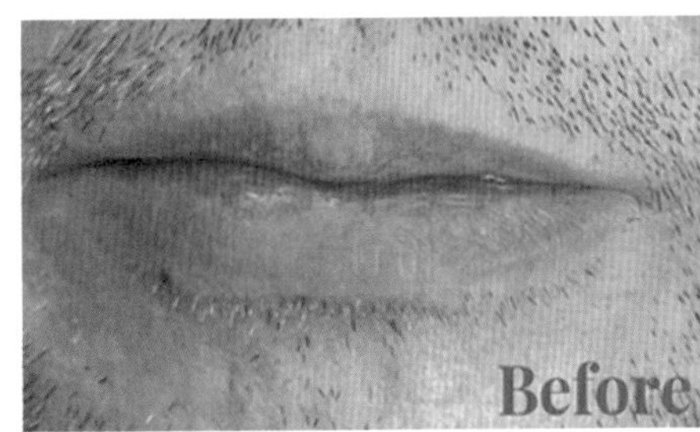

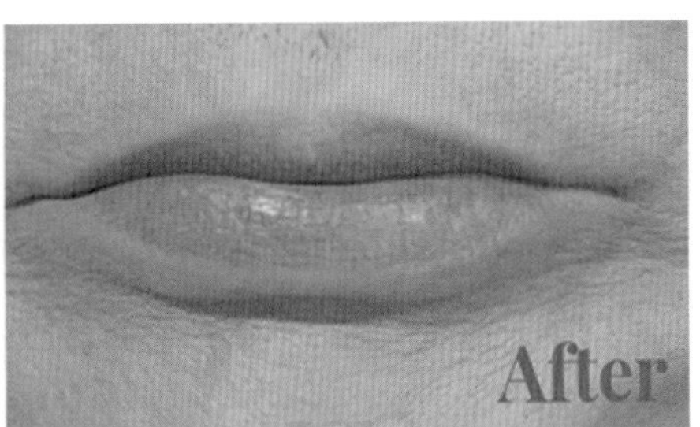

圖4-42　男性唇色案例四

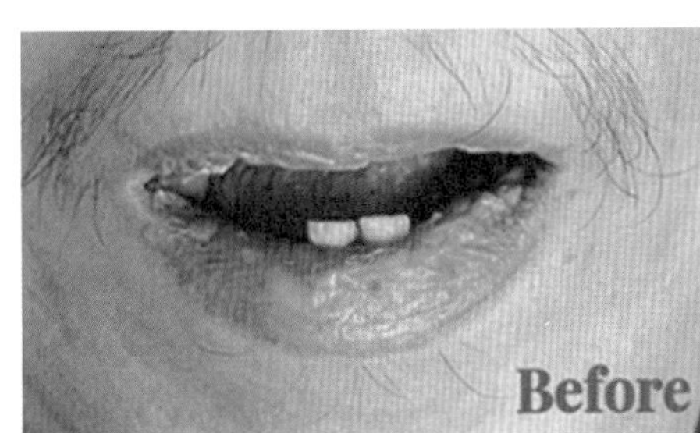

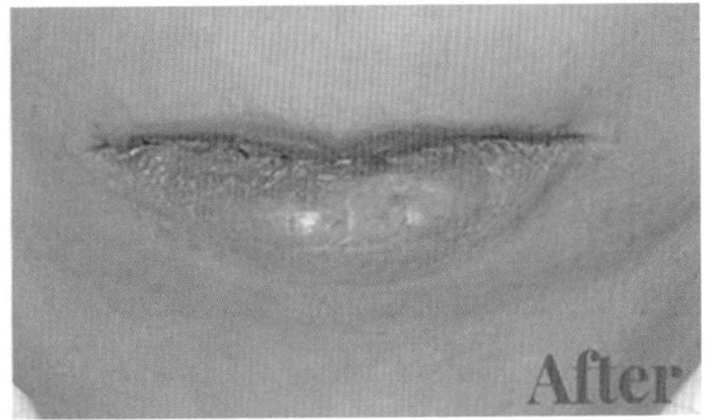

圖4-43　男性唇色案例五

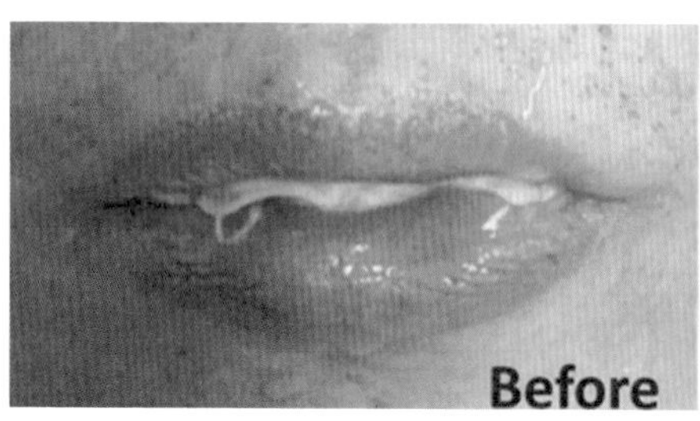

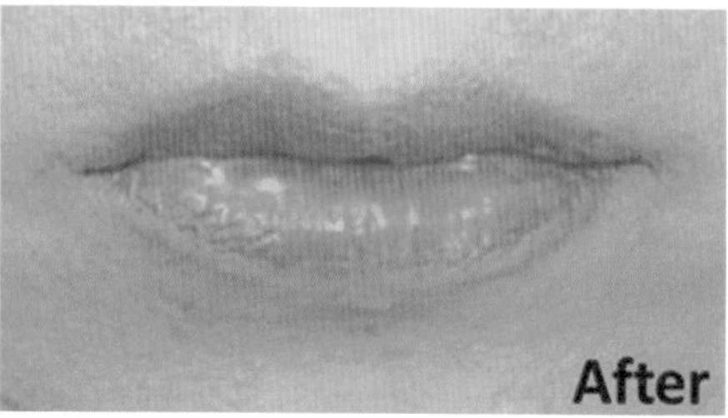

圖4-44　男性唇色案例六

(四)女性唇色示意圖

女性口紅顏色的搭配，除了需要考量年紀適用的色系之外，其生前的化妝喜好，其服裝色系搭配，皆需列為參考。

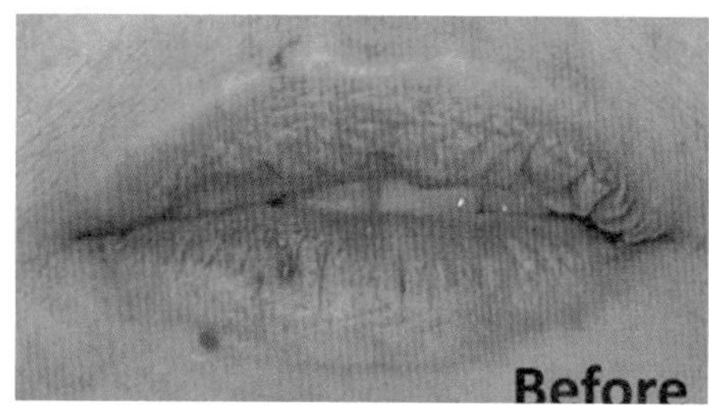
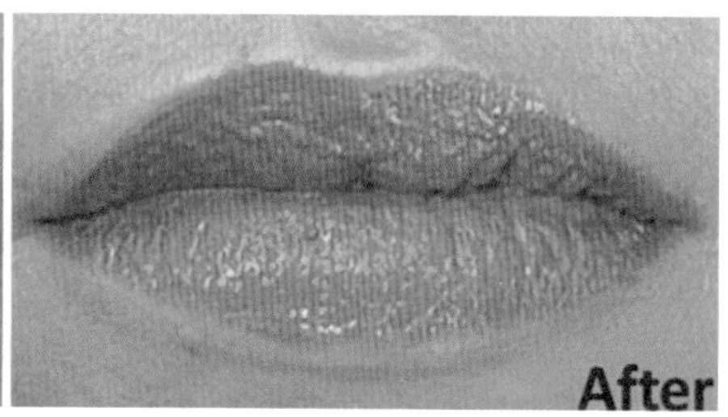

圖4-45　女性唇色案例一

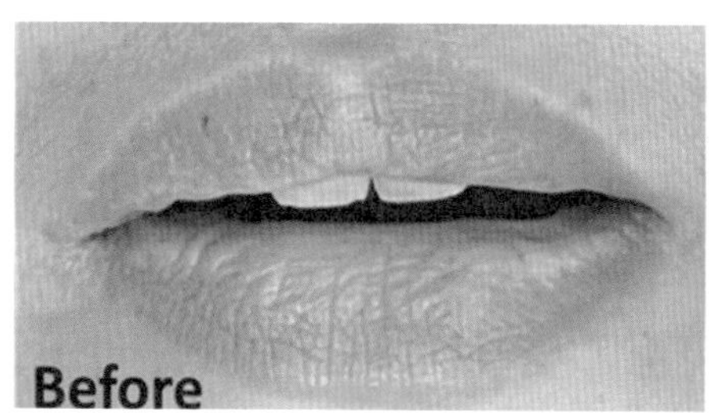

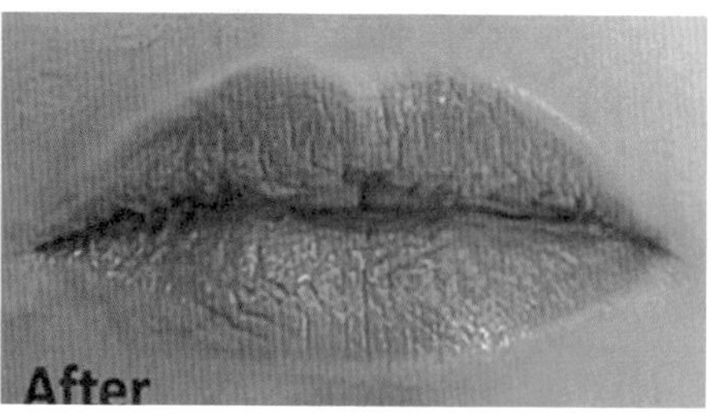

圖4-46　女性唇色案例二

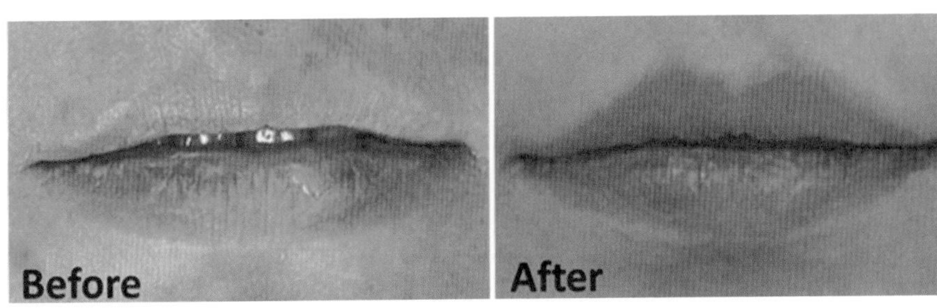

圖4-47　女性唇色案例三

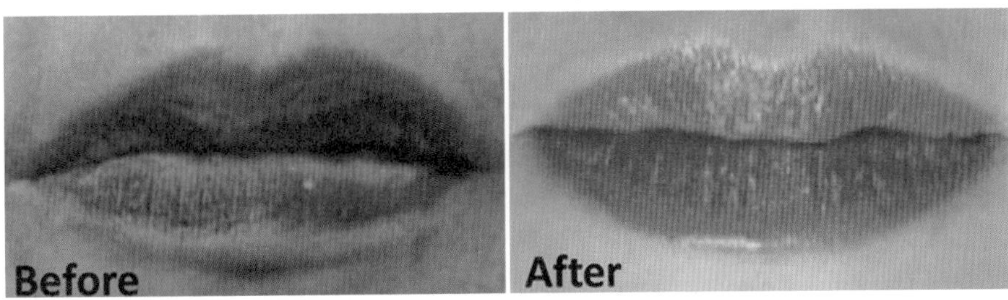

圖4-48　女性唇色案例四

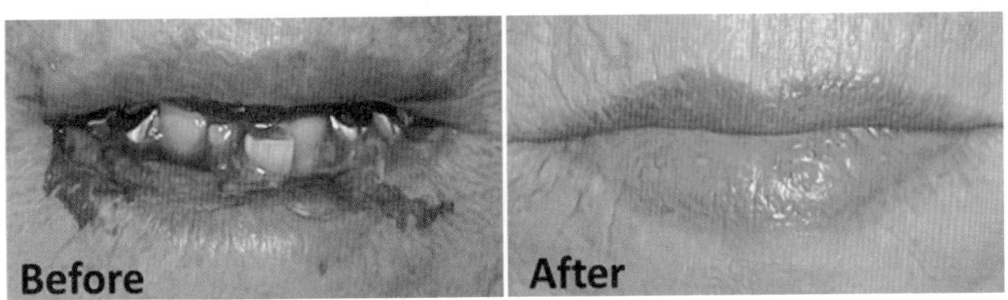

圖4-49　女性唇色案例五

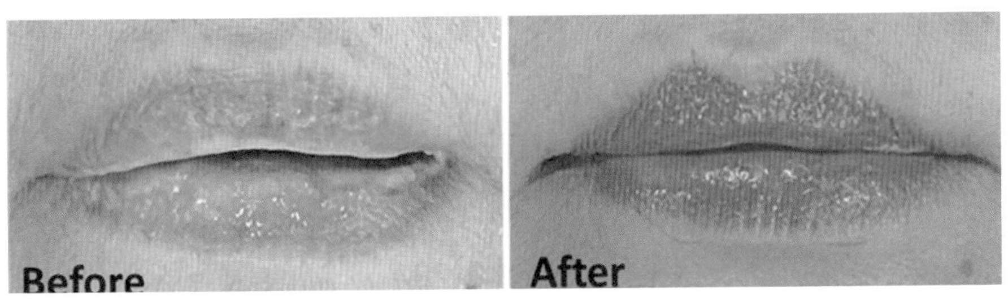

圖4-50　女性唇色案例六

(五)耳窩局部上妝示意圖

耳窩是屍斑最容易沉積的部位，須注意耳窩的粉底上色，有助整體的妝容更顯自然。

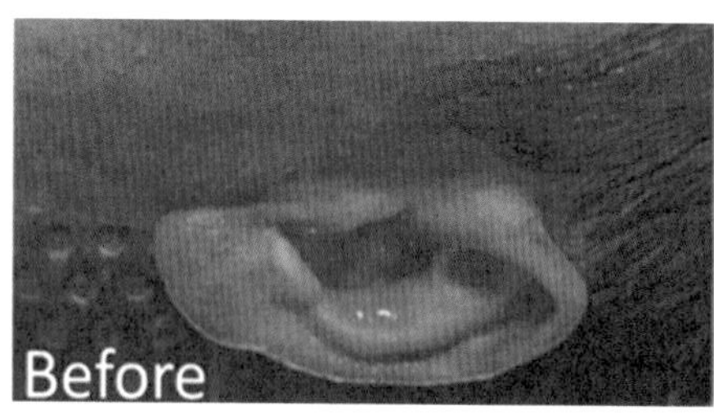

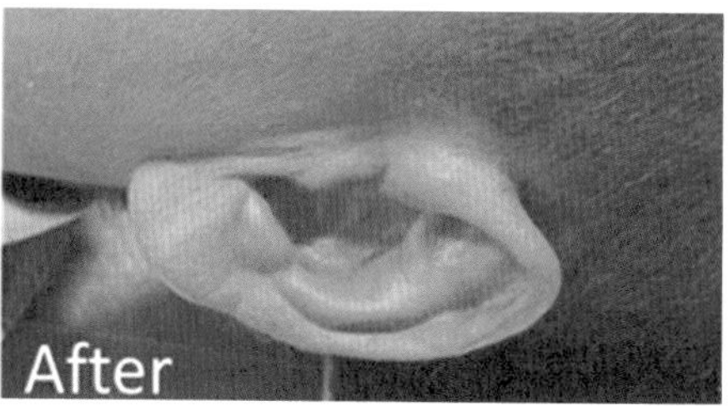

圖4-51　耳窩屍斑遮蓋案例一

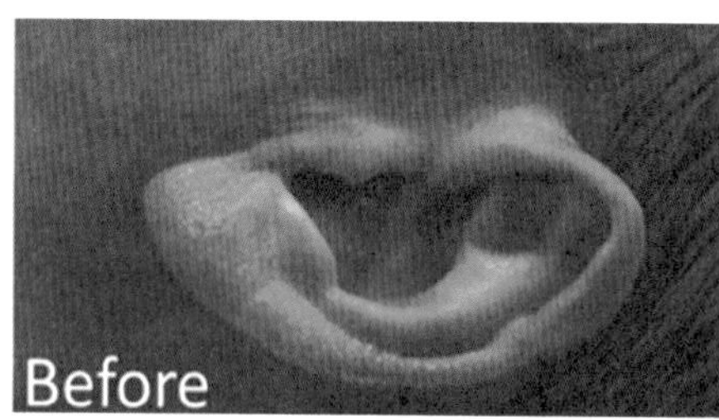

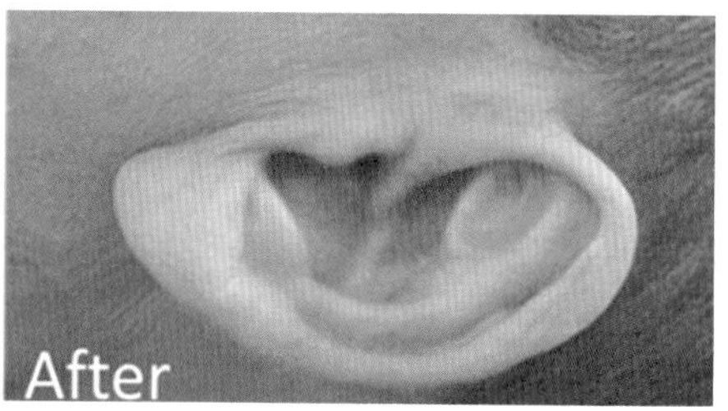

圖4-52　耳窩屍斑遮蓋案例二

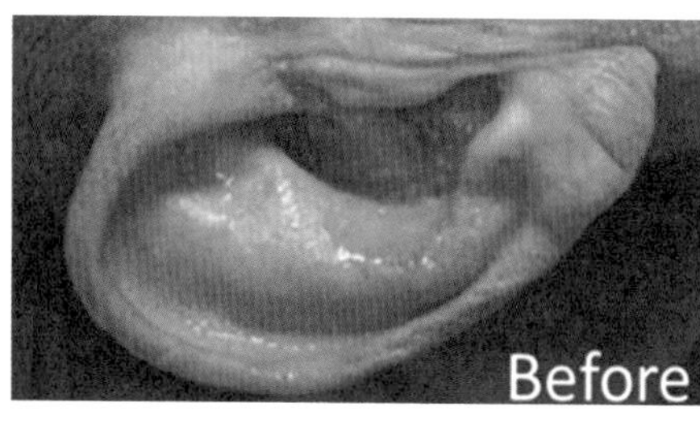

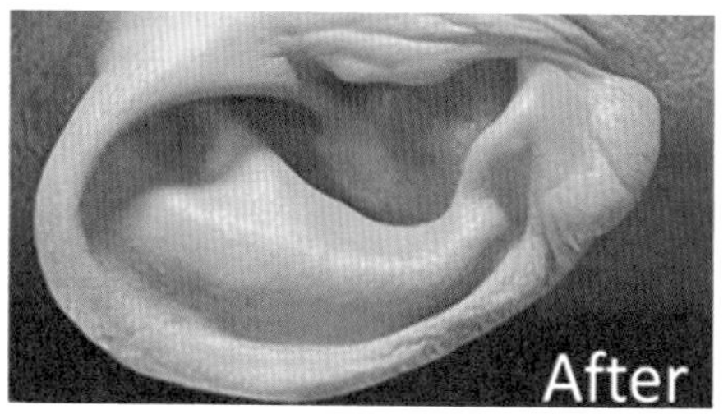

圖4-53　耳窩屍斑遮蓋案例三

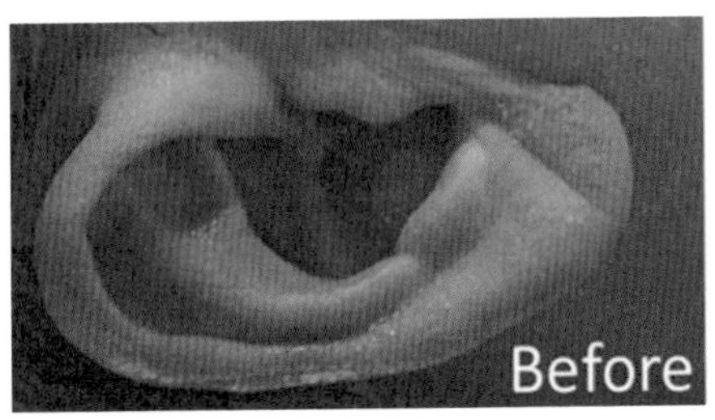

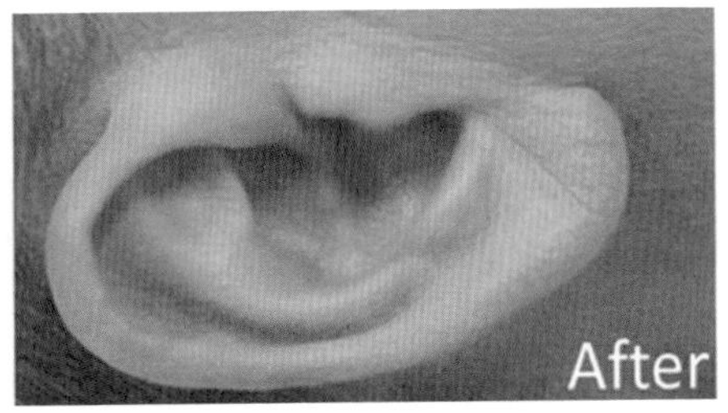

圖4-54　耳窩屍斑遮蓋案例四

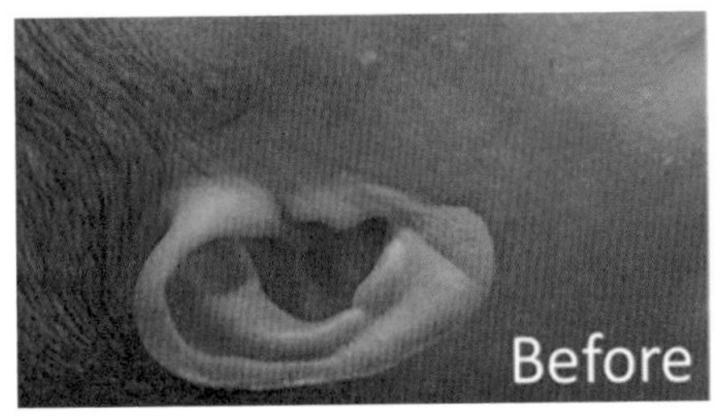

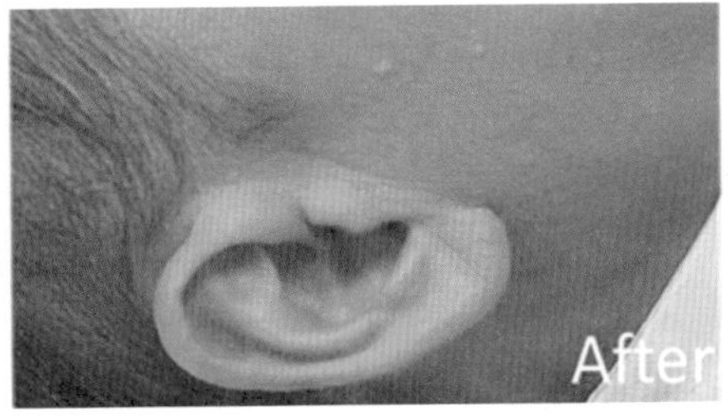

圖4-55　耳窩屍斑遮蓋案例五

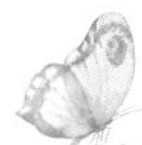

第五節　遺體美容個案分析

一、2019年男性遺體美容操作步驟案例(一)

1.個案狀況：男性／自然死亡。

2.親友訴求：希望能修飾黯沉的膚色，整體妝容有氣色，帶帽子遮蓋光禿的頭頂。

3.配件：男士西服帽。

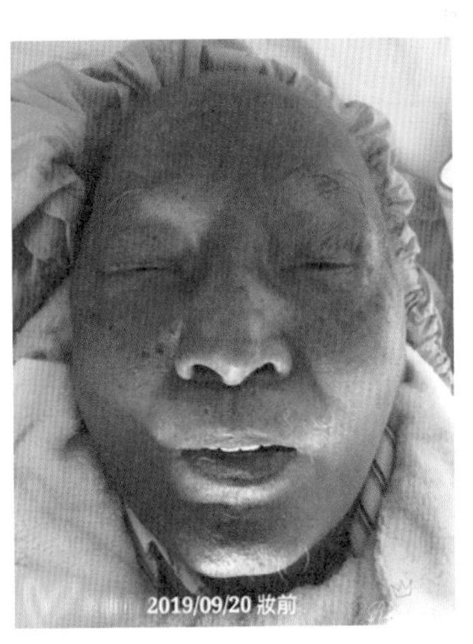

(一)遺體美容操作步驟圖說明

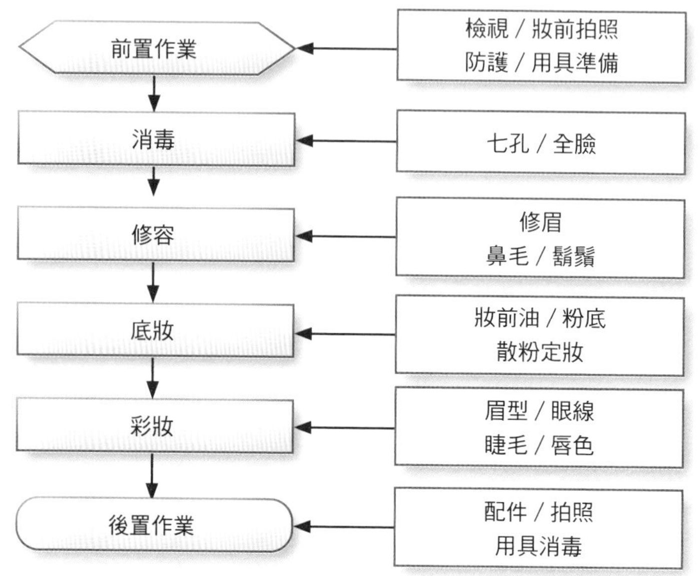

圖5-1　男性遺體美容案例一步驟圖

(二)前置作業

1.檢視：全臉膚色黯沉，雙眼及口部微開，眉毛稀疏，鬍鬚需刮除。

2.妝前拍照：先拍照記錄留存，正面及側面照各一張。

3.防護：取不織布或毛巾墊在衣領，防止化妝品沾染衣物。

4.用具準備：基本消毒用具、底妝用品、刷具、彩妝用品、西服配件帽。

(三)消毒

1.七孔：酒精消毒眼、鼻、口、耳，尤其是齒縫間的食物殘渣。

2.全臉：洗臉巾沾取酒精，按照臉部肌肉紋理方向，擦拭並清潔面部汙垢及角質，如此才能幫助後續的底妝薄透自然。頸部清潔須帶至衣領處。

(四)修容

1.鼻毛：簡單修剪鼻毛。
2.修眉：將眉毛的主體以外的雜毛刮除。
3.鬍鬚：先上刮鬍膏軟化鬍根後，再將鬍鬚剃除乾淨。

(五)底妝

1.妝前油：上妝前油滋潤皮膚表層，以幫助後續粉底的附著力及延展力。
2.粉底：先挖取深膚色粉底，再加少許自然色粉底調合。上一層薄薄的粉底做為皮膚表層的基底色（粉底需帶至耳窩、頸部），第二層針對膚色不均處，海綿沾取粉底做局部點壓遮蓋，須注意下手力道及點壓處周圍的延展，不可有粉底重疊的界線。
3.散粉：最後用散粉刷沾取散粉，於全臉均勻上散粉定妝，保留T字部位的少許光澤感。

(六)彩妝

1.眉毛：以黑色眉筆補色，因個案臉型及原生眉型條件，注意眉毛較稀少處的眉色部分，須以眉刷刷取眉筆的眉粉，在眉毛主體上刷上眉色。
2.眼線、睫毛：以眼線刷沾取眉粉，刷在睫毛根部的眼線，再將睫毛的散粉刷除即可。

3.唇部：黝黑的膚色，加上較為暗沉的唇色，搭配棕褐色口紅。

(七)後置作業

1.配件：完妝後，戴上西式西服壽衣的配件帽，遮蓋其光禿的頭頂。

2.拍照：整體造型完成後，拍正面照，提供給家屬做確認。

3.工具消毒：所有接觸過的用品及器具，確實用酒精消毒清潔後，再放回化妝箱。

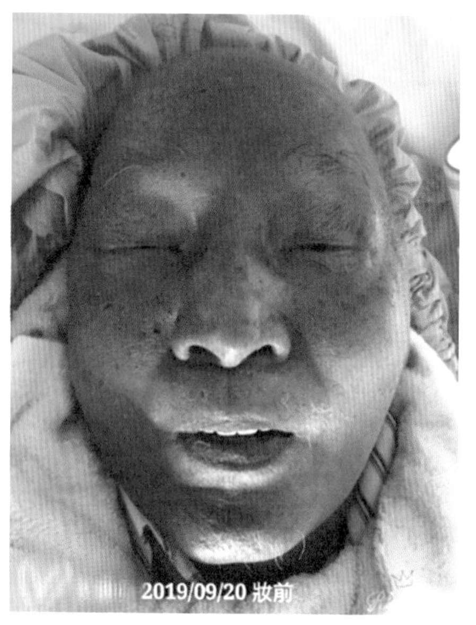

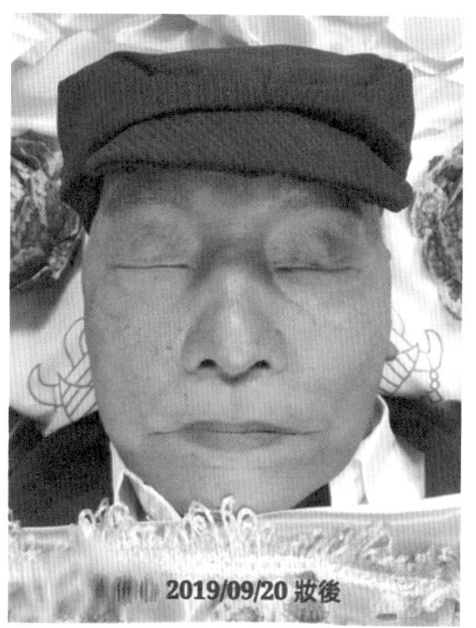

圖5-2　男性案例一妝前後正面對比圖

二、2019年男性遺體美容操作步驟案例(二)

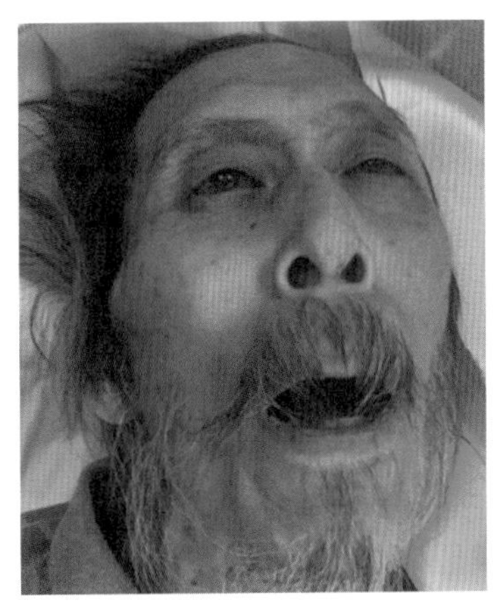

1.個案狀況：男性／自然死亡。

2.親友訴求：鬍鬚刮除，能讓雙眼閉合，戴帽子。

3.配件：男士西服帽。

(一)遺體美容操作步驟圖說明

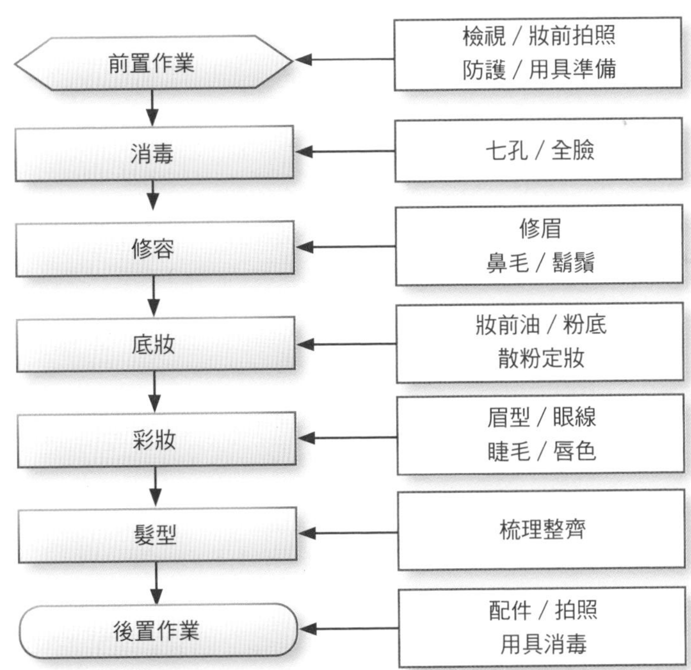

圖5-3　男性遺體美容案例二步驟圖

(二)前置作業

1.檢視：雙眼脫水凹陷、臉頰消瘦且口部張開、鬍鬚過長、髮型凌亂。

2.妝前拍照：檢視面部狀況後，先拍照記錄留存，正面及側面照各一張。

3.防護：取不織布墊在衣領，防止化妝品沾染衣物。

4.用具準備：基本消毒用具、底妝用品、刷具、彩妝用品、梳子。

(三)消毒

1.七孔：酒精消毒眼、鼻、口、耳，尤其是齒縫間的食物殘渣。

2.全臉：洗臉巾沾取酒精，按照臉部肌肉紋理方向，擦拭並清潔面部汙垢及角質，如此才能幫助後續的底妝薄透自然。頸部清潔須帶至衣領處。

(四)修容

1.鼻毛：簡單修剪鼻毛。

2.修眉：將眉毛的主體以外的雜毛刮除，須注意眉骨凹陷處的眼皮雜毛。

3.鬍鬚：先取小尖剪將過長的鬍鬚剪短，再上刮鬍膏軟化鬍根後，將鬍鬚剃除乾淨。

(五)底妝

1.妝前油：上妝前油滋潤皮膚表層，以幫助後續粉底的附著力及延展力。

2.粉底：以自然色粉底為基底，上一層粉底做為皮膚表層的基底膚色（粉底需帶至耳窩、頸部）。

3.散粉：最後用散粉刷沾取散粉，於全臉均勻上散粉定妝，保留T字部位及下巴處的少許光澤感。

(六)彩妝

1.眉毛：有少許白髮，整體呈灰黑髮色，因此以眉刷刷取黑色眉筆補色，年長者男性眉毛用刷具補色即可，須注意眉尾需稍微向上揚，看起來較有精神。

2.眼線、睫毛：以眼線刷沾取眉粉，刷在睫毛根部的眼線，再將睫毛的散粉刷除即可。

3.唇部：個案原本的唇色較蒼白，因此以淺棕色及紫色調合使用。

(七)髮型

順著髮流的方向，梳整為旁分，再將後腦頭髮貼頭梳理。

(八)後置作業

1.配件：戴上灰色西服配件帽。

2.拍照：整體造型完成後，拍正面照及側面照，提供給家屬做確認。

3.工具消毒：所有接觸過的用品及器具，確實用酒精消毒清潔，再放回化妝箱。

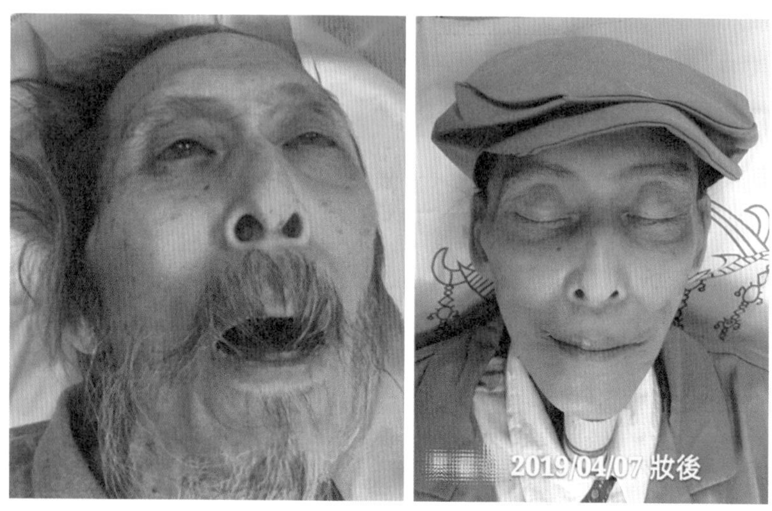

圖5-4　男性案例二妝前後正面對比圖

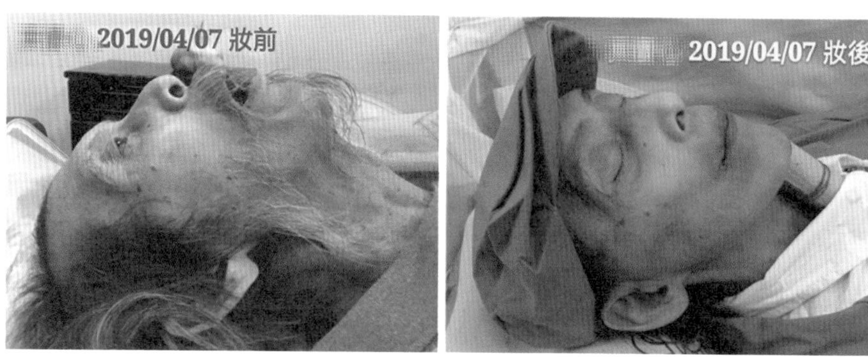

圖5-5　男性案例二妝前後側面對比圖

三、2020年男性遺體美容操作步驟案例(三)

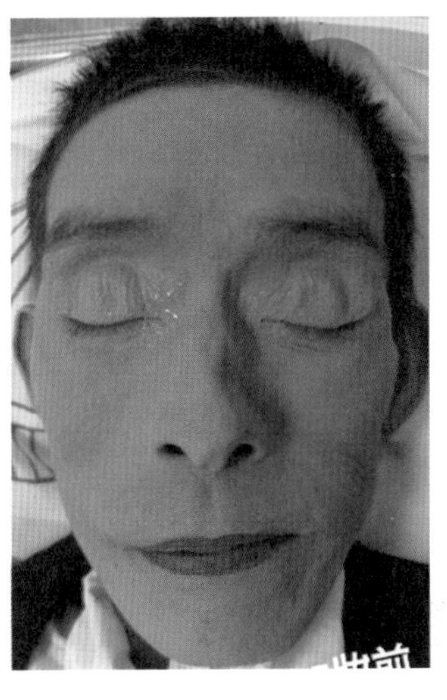

1.個案狀況：男性／肝臟疾病，整體妝容呈現面具般的妝容。

2.親友訴求：希望能把原妝卸除，再畫一個比較自然的妝。

(一)遺體美容操作步驟圖說明

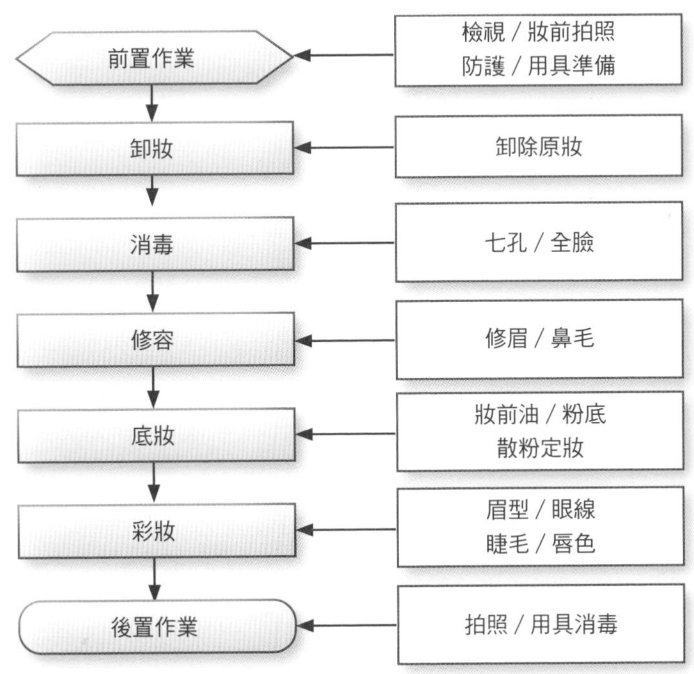

圖5-6　男性遺體美容案例三步驟圖

(二)前置作業

1.檢視：原妝的粉體厚重且極為不自然，耳窩及頸部無上粉底，整體妝容呈現面具般的死白面容，口紅為鮮艷的紫紅色，不適宜男性妝容使用，唇周肌肉較為歪斜。

2.妝前拍照：卸妝操作前，先拍正面及側面照記錄留存（卸妝後再拍原始面容的正面照）。

3.防護：取不織布墊在衣領，防止化妝品沾染衣物。

4.用具準備：卸妝油、基本消毒用具、底妝用品、刷具、彩妝用品、扁梳。

(三)卸妝

先用卸妝油均勻塗抹在面部，手指按摩將面部的原妝粉體軟化，取洗臉巾擦拭面部殘妝。

(四)消毒

1.七孔：酒精消毒眼、鼻、口、耳，尤其是齒縫間的食物殘渣。

2.全臉：因先前的卸妝步驟，難免會留下殘妝，在清潔面部時，需用洗臉巾沾取酒精擦拭全臉兩次以上，以確保殘妝卸除的乾淨度。頸部清潔須帶至衣領處。臉部表情不自然，唇周肌肉線條僵硬，清潔時須注意依照肌肉紋理方向確實擦拭清潔。

(五)修容

1.鼻毛：簡單修剪鼻毛。

2.修眉：個案眉毛的主體以外，將多餘的雜毛刮除。

(六)底妝

1.妝前油：卸妝後，面部呈現青色。先上妝前油滋潤皮膚表層，以幫助後續粉底的附著力及延展力。

2.粉底：自然色粉底加少許深膚色粉底調合，上一層粉底做為基層底色。男性所謂的自然妝容，是不需太刻意遮蓋臉上所有的瑕疵，保留些許的曬斑及黑眼圈，但須注意唇周鬍鬚刮除後的淺灰色鬍渣部分，須適度做按壓遮瑕，完妝後更顯自然。

3.散粉：再上深膚色散粉定妝。

(七)彩妝

1.眉毛：搭配髮色，黑色眉筆補色，但家屬要求自然，其主要補刷黑色的眉粉即可，眉型不需太刻意。

2.眼線、睫毛：睫毛濃密，因此只需以眼線刷沾取眉粉，刷在睫毛根部的眼線，再將睫毛的散粉刷除即可。

3.唇部：西式壽衣，原唇色較為烏唇，搭配棕色口紅較為適宜。

(八)髮型

極短髮，注意髮際線的粉底清除，再用扁梳將髮流梳齊。

(九)後置作業

1.拍照：整體妝容完成後，拍正面照，提供給家屬做確認。

2.工具消毒：所有接觸過的用品及器具，確實用酒精消毒清潔，再放回化妝箱。

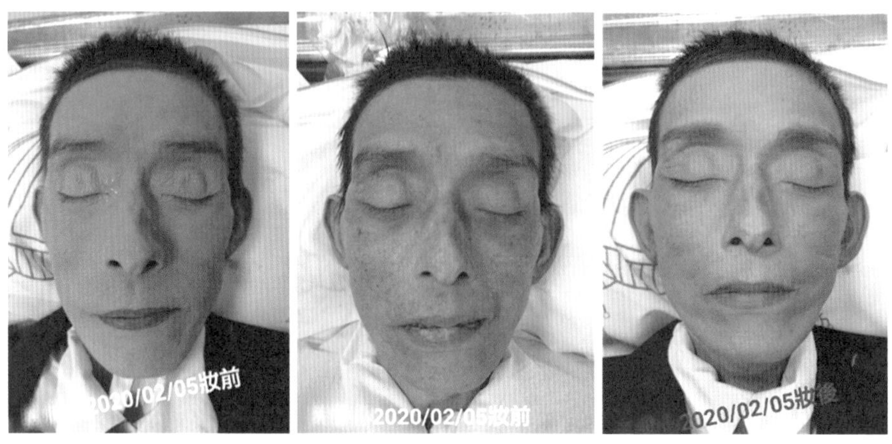

圖5-7　男性案例三妝前後正面對比圖

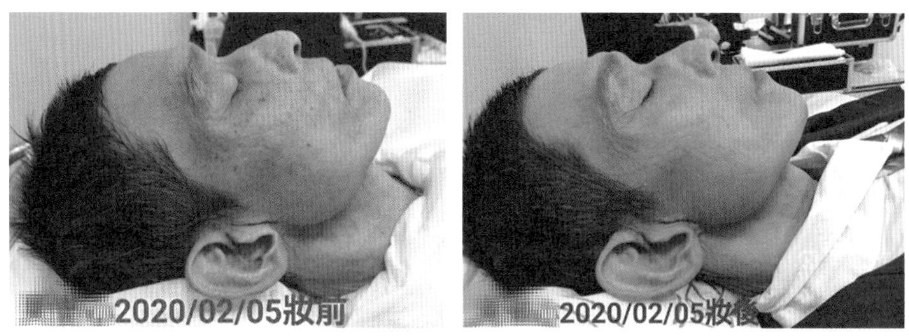

圖5-8　男性案例三妝前後側面對比圖

四、2021年女性遺體美容操作步驟案例(四)

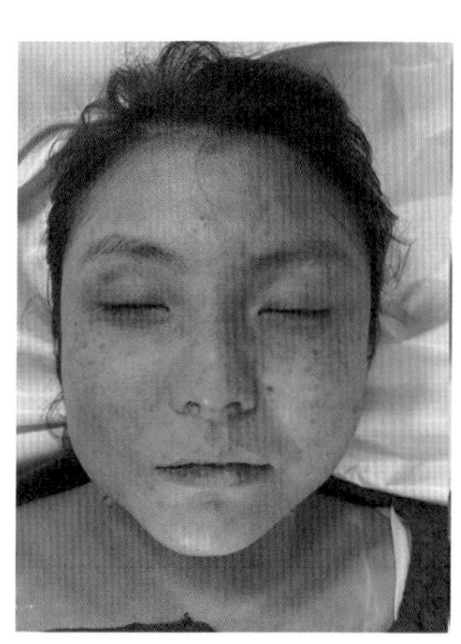

1.個案狀況：女性／自縊，面部發紺（呈現紫紅色）、雀斑、頸部勒痕。

2.親友訴求：希望妝容自然，不要穿壽衣，戴自己喜歡的耳環，能讓孩子見最後一面。

3.配件：耳環、圍巾。

(一)遺體美容操作步驟圖說明

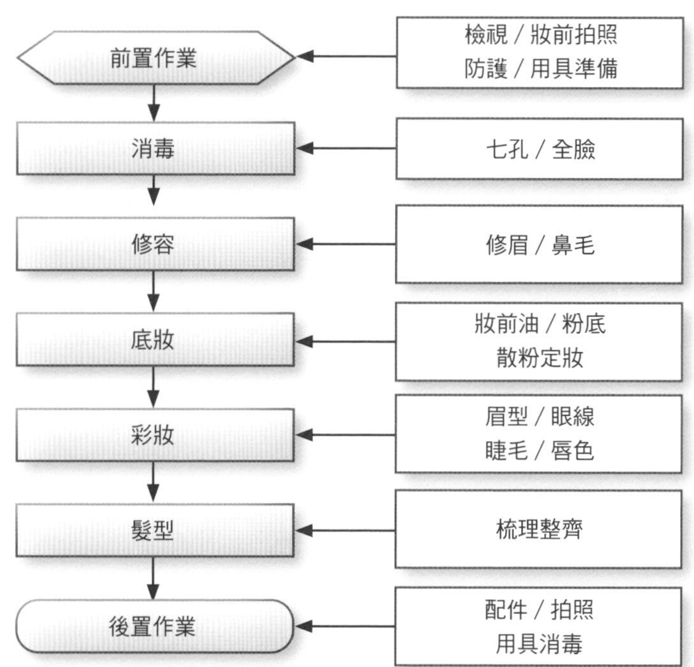

圖5-9　女性遺體美容案例四步驟圖

(二)前置作業

1.檢視：面部因自縊導致腦部缺氧，呈現大面積紫紅色，雀斑，髮型凌亂，服裝為低領設計，頸部勒痕需要遮蓋。

2.妝前拍照：先拍照記錄留存，正面及側面照各一張。

3.防護：取不織布或毛巾墊在衣領，防止化妝品沾染衣物。

4.用具準備：基本消毒用具、底妝用品、刷具、彩妝用品、梳子、耳環、圍巾。

(三)消毒

1.七孔：酒精消毒眼、鼻、口、耳，尤其是齒縫間的食物殘渣。

2.全臉：年輕女性一般都有固定清潔面部的習慣，但還是需要確實清潔面部，如此才能幫助後續的底妝薄透自然。頸部清潔須帶至衣領處。

(四)修容

1.鼻毛：簡單修剪鼻毛。

2.修眉：因女性適宜柔和的面容，因此除了眉周三區的雜毛之外，還要將眉峰的菱角修圓弧狀。

(五)底妝

1.妝前油：上妝前油滋潤皮膚表層，以幫助後續粉底的附著力及延展力。

2.粉底：先上一層薄薄的粉底做為皮膚表層的基層底色（粉底需帶至耳窩、頸部），第二層針對紫紅片狀的發紺處、眼周的黑眼圈、耳窩的屍斑堆積、頸部的勒痕等，再沾取粉底做重點按壓遮蓋，須注意下手力道及按壓處周圍的延展，不可有粉底重疊的界線。

3.散粉：最後用散粉刷沾取散粉，於全臉均勻上散粉定妝，尤其在耳窩的屍斑沉積處，需大量刷上散粉定妝。

(六)彩妝

1.眉毛：搭配髮色，黑色眉筆補色。

2.眼線、睫毛：睫毛濃密，因此只需以眼線刷沾取眉粉，刷在睫毛根部的眼線，再將睫毛的散粉刷除即可。

3.唇部：身著白色連身裙，搭配橘粉色口紅較為淡雅。

(七)髮型

順著髮流的方向，梳整為旁分，因有耳環配戴需凸顯，因此須將側面髮型往下內壓，才能凸顯耳環。

(八)後置作業

1.配件：先以圍巾遮蓋頸部勒痕，再佩戴花朵造型的白色耳環。

2.拍照：整體造型完成後，拍正面及側面照，提供家屬做確認。

3.工具消毒：所有接觸過的用品及器具，確實用酒精消毒清潔，再放回化妝箱。

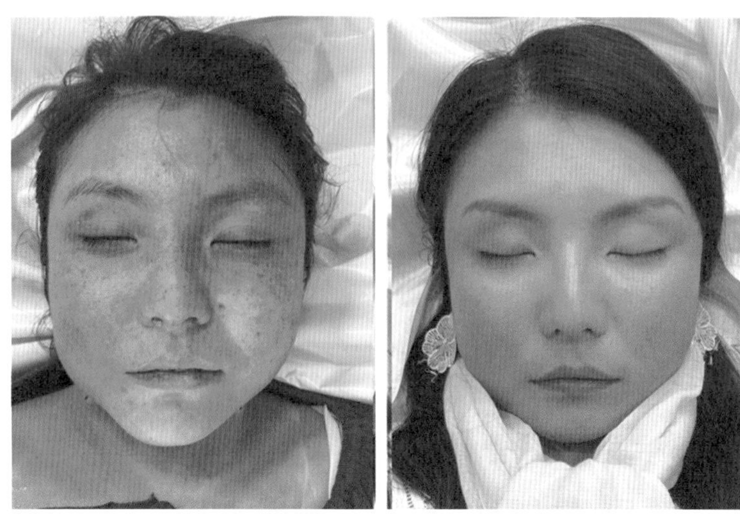

圖5-10　女性案例四妝前後正面對比圖

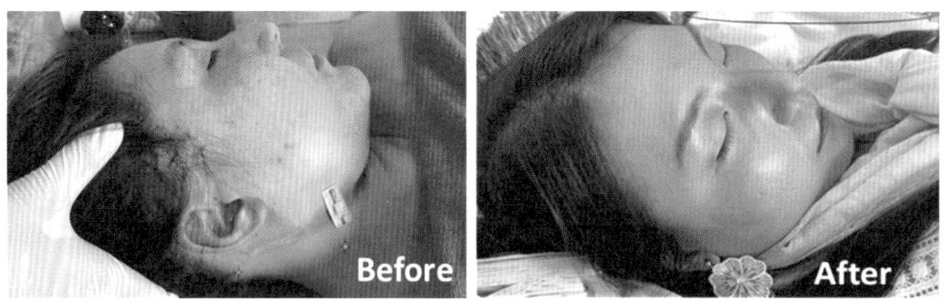

圖5-11　女性案例四妝前後側面對比圖

五、2022年男性遺體美容操作步驟案例(五)

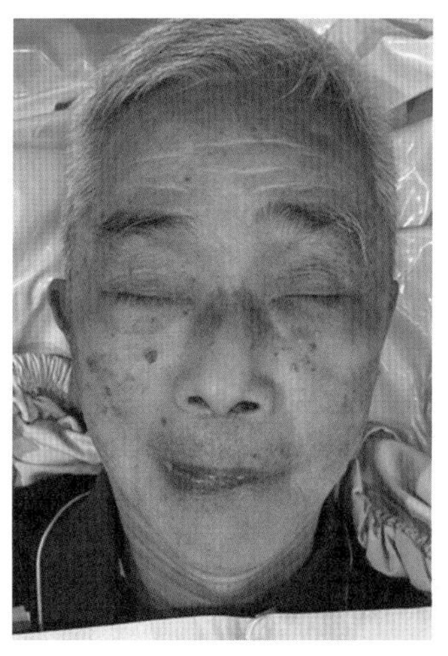

1.個案狀況：男性／自然死亡。

2.親友訴求：因長期戴口罩造成臉部色差，期望能夠讓膚色均勻，妝容自然，要蓋掉黑眼圈，不要蓋曬斑。

3.配件：無。

(一)遺體美容操作步驟圖說明

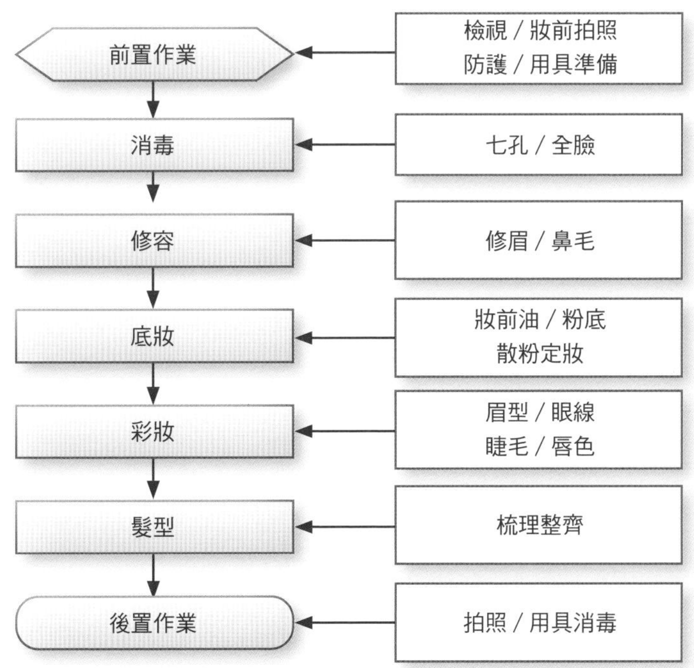

圖5-12　男性遺體美容案例五步驟圖

(二)前置作業

1.檢視：面部整體色階相差較大，眼周膚色也較暗沉，眉型長短左右不勻稱，口部缺牙導致下唇凹陷。

2.妝前拍照：檢視面部狀況後，先拍照記錄留存，正面及側面照各一張。

3.防護：取不織布或毛巾墊在衣領，防止化妝品沾染衣物。

4.用具準備：基本消毒用具、底妝用品、刷具、彩妝用品、梳子。

(三)消毒

1.七孔：酒精消毒眼、鼻、口、耳，尤其是齒縫間的食物殘渣，清潔後需口腔填充棉花，並填平齒面凹洞使唇線自然。

2.全臉：洗臉巾沾取酒精，按照臉部肌肉紋理方向，擦拭並清潔面部汙垢及角質，如此才能幫助後續的底妝薄透自然。頸部清潔須帶至衣領處。

(四)修容

1.鼻毛：簡單修剪鼻毛。

2.修眉：將眉毛的主體以外的雜毛刮除，須注意眉骨凹陷處的眼皮雜毛。

(五)底妝

1.妝前油：上妝前油滋潤皮膚表層，以幫助後續粉底的附著力及延展力。

2.粉底：以自然色粉底為基底，再加一點暖膚色的粉底調合。先上一層薄薄的粉底做為皮膚表層的基底色（粉底需帶至耳窩、頸部），第二層針對眼周及其他面部膚色不均的部位，海綿沾取粉底在膚色不均的部位，反覆點壓遮蓋，須注意下手力道及點壓處周圍的延展，不可有粉底重疊的界線。

3.散粉：最後用散粉刷沾取散粉，於全臉均勻上散粉定妝，保留顴骨的少許光澤感。

(六)彩妝

1.眉毛：因有白髮，整體呈白灰髮色，因此須以灰色眉筆補色，須注意眉頭勻稱、眉尾需平行，看起來較為自然。

2.眼線、睫毛：以眼線刷沾取眉粉，刷在睫毛根部的眼線，再將睫毛的散粉刷除即可。

3.唇部：西式壽衣，搭配棕色再加少許的紫色口紅，最後再做唇線暈染。

(七)髮型

順著髮流的方向，梳整為旁分。

(八)後置作業

1.拍照：整體造型完成後，拍正面照，提供給家屬做確認。

2.工具消毒：所有接觸過的用品及器具，確實用酒精消毒清潔，再放回化妝箱。

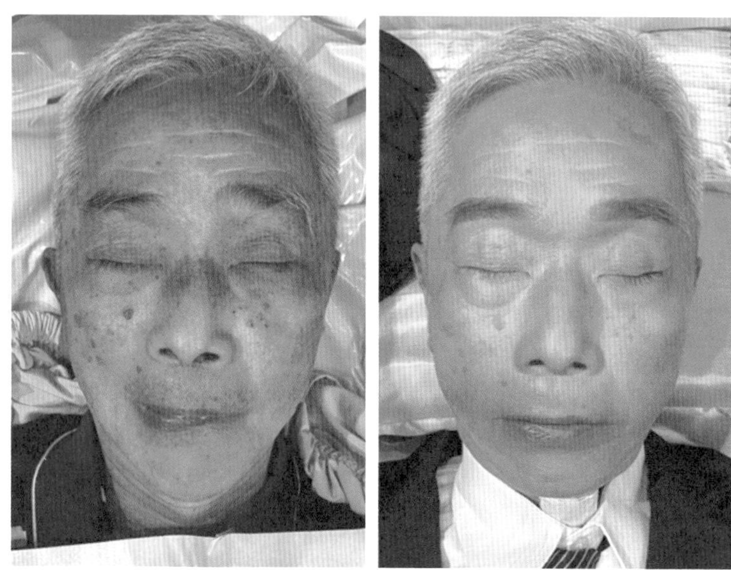

圖5-13　男性案例五妝前後正面對比圖

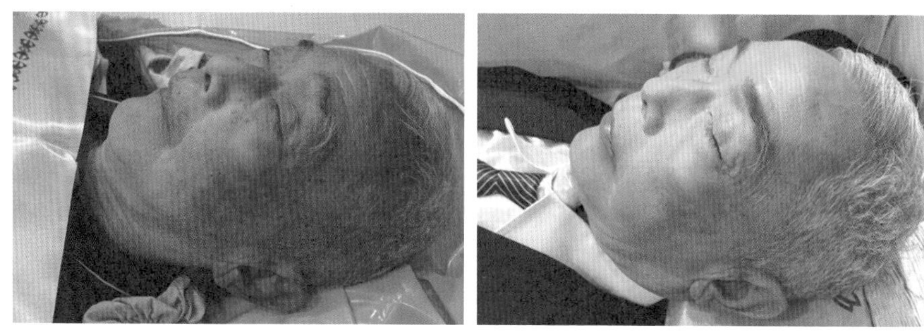

圖5-14　男性案例五妝前後側面對比圖

六、遺體肖像權家屬同意書

為使遺體從業人員，瞭解遺體美容操作步驟，及整套操作步驟後，所呈現的遺體美容成果，特與曾經服務遺體美容其亡者家屬，溝通其書籍目的與期望，少部分家屬口頭允諾使用親人肖像權，因考量家屬不願回憶親人離世的悲傷，無特約時間簽署同意書之外，其餘皆經過家屬同意並簽屬肖像權使用同意書。其目的是為了能夠以無碼的案例呈現，給予初學者或在職的遺體從業人員，於遺體美容的操作方式更多的操作建議。在此特感謝家屬們的理解，期望讀者能夠珍惜並尊重亡者的貢獻，書籍內的案例照片，請勿翻拍，感謝。

最後需特感謝盛滿禮儀公司協助，與家屬溝通並簽署亡者肖像權使用同意書，此初階版書籍才能如願以無碼形式出版，衷心感謝。

本人(甲方)連咨宸(被拍攝者之親屬)同意並授權拍攝者連咨宸拍攝、修飾、使用、公開展示本人之親屬(亡者)陳麗英之肖像，由拍攝者使用於苗栗縣仁德醫護管理專科學校所出版之遺體處理教科書案例說明中照片範例上。

本人同意上述著作(內含上述授權之肖像)，該拍攝者著作享有完整之著作權。備註：肖像中五官是否需要馬賽克方式處理　☑全臉皆可展示　□眼睛

(此同意書皆會刊列於教科書中，只展示簽名其個資以馬賽克處理)

立同意書人(甲方)：連咨宸

身分證字號：

聯絡電話：

本人(甲方)陳烽達（被拍攝者之親屬）同意並授權拍攝者連洛宸拍攝、修飾、使用、公開展示本人之親屬(亡者)陳錦昆之肖像，由拍攝者使用於苗栗縣仁德醫護管理專科學校所出版之遺體處理教科書案例說明中照片範例上。

本人同意上述著作(內含上述授權之肖像)，該拍攝者著作享有完整之著作權。備註：肖像中五官是否需要馬賽克方式處理 ☑全臉皆可展示 ☐眼睛

（此同意書皆會刊列於教科書中，只展示簽名其個資以馬賽克處理）

立同意書人(甲方)：陳烽達

身分證字號

聯絡電話：

本人(甲方)曾美容（被拍攝者之親屬）同意並授權拍攝者連洛宸拍攝、修飾、使用、公開展示本人之親屬(亡者)曾德生之肖像，由拍攝者使用於苗栗縣仁德醫護管理專科學校所出版之遺體處理教科書案例說明中照片範例上。

本人同意上述著作(內含上述授權之肖像)，該拍攝者著作享有完整之著作權。備註：肖像中五官是否需要馬賽克方式處理 ☑全臉皆可展示 ☐眼睛

（此同意書皆會刊列於教科書中，只展示簽名其個資以馬賽克處理）

立同意書人(甲方)：曾美容

身分證字號：

聯絡電話：

本人(甲方)張文東＿＿＿＿(被拍攝者之親屬)同意並授權拍攝者**連啓宸**拍攝、修飾、使用、公開展示本人之親屬(亡者)張白東＿＿＿＿之肖像，由拍攝者使用於苗栗縣**仁德醫護管理專科學校**所出版之**遺體處理教科書**案例說明中照片範例上。

本人同意上述著作(內含上述授權之肖像)，該拍攝者著作享有完整之著作權。**備註:肖像中五官是否需要馬賽克方式處理**　☑全臉皆可展示　☐眼睛

(此同意書皆會刊列於教科書中，只展示簽名其個資以馬賽克處理)

立同意書人(甲方):

身分證字號:

聯絡電話:

住址:

本人(甲方)李皇進＿＿＿＿(被拍攝者之親屬)同意並授權拍攝者**連啓宸**拍攝、修飾、使用、公開展示本人之親屬(亡者)李文源＿＿＿＿之肖像，由拍攝者使用於苗栗縣**仁德醫護管理專科學校**所出版之**遺體處理教科書**案例說明中照片範例上。

本人同意上述著作(內含上述授權之肖像)，該拍攝者著作享有完整之著作權。**備註:肖像中五官是否需要馬賽克方式處理**　☑全臉皆可展示　☐眼睛

(此同意書皆會刊列於教科書中，只展示簽名其個資以馬賽克處理)

立同意書人(甲方):

身分證字號:

聯絡電話:

住址:

本人(甲方)鍾嬡婷(被拍攝者之親屬)同意並授權拍攝者**連客宸**拍攝、修飾、使用、公開展示本人之親屬(亡者)朱新傑之肖像，由拍攝者使用於**遺體美容作業相關專業書籍及相關學術研究**案例說明中照片範例上。

本人同意上述著作(內含上述授權之肖像)，該拍攝者著作享有完整之著作權。**備註:**肖像中五官是否需要馬賽克方式處理　☐全臉皆可展示　☐眼睛

(此同意書會刊列於相關書籍中，只展示簽名其個資以馬賽克處理)

立同意書人(甲方):

身分證字號:

聯絡電話:

住址:

本人(甲方)吳厚錢(被拍攝者之親屬)同意並授權拍攝者**連客宸**拍攝、修飾、使用、公開展示本人之親屬(亡者)楊雅粟之肖像，由拍攝者使用於**遺體美容作業相關專業書籍及相關學術研究**案例說明中照片範例上。

本人同意上述著作(內含上述授權之肖像)，該拍攝者著作享有完整之著作權。**備註:**肖像中五官是否需要馬賽克方式處理　☑全臉皆可展示　☐眼睛

(此同意書會刊列於相關書籍中，只展示簽名其個資以馬賽克處理)

立同意書人(甲方):

身分證字號:

聯絡電話:

住址:

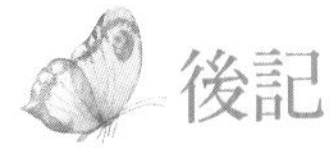

後記

人生最大的痛苦莫過於生離死別，筆者雙親於西元2006年突逢車禍意外雙亡，一個家庭在一夕之間痛失頂梁柱。在當時只有26歲且身為長姊的我，在毫無治喪經驗的情況下，必須強忍痛失雙親的悲傷擔起責任，帶領四弟妹處理治喪期間所有的大小事。而不懂治喪流程的我們，自派出所做完筆錄回到治喪地點時，在業者毫無告知的情況下，已請男性遺體從業人員，為雙親處理洗穿化並移入活動式冰櫃冰存。雙親含辛茹苦養育我們五個子女長大成人，在這緣分已盡的最後一程，竟無法親自為雙親淨身、更衣盡孝，也讓我們五姊弟留下一輩子無法彌補的遺憾。於短短五年內，痛失四位至親，經歷三場喪禮，也因自身多次身為家屬的經歷，相比一般的遺體從業人員，更能理解家屬的需求與期待。

母親發生意外時留下的驚恐表情，面部的撕裂傷縫合及完妝後，並沒有安慰到身為家屬的我們，反而留下一輩子無法彌補的缺憾。筆者因此立志專注從事於遺體各項服務，從業以來只要場地允許，個人從不拒絕家屬觀看洗穿及化妝過程，妝前溝通及妝後確認妝容環節，秉持「每個人審美觀不同」的理念，尊重其家屬的意見調整妝容，並盡力完成家屬心目中的妝容需求，如此才能算是一個圓滿的案件。

個人只專注於從事遺體工作及髮妝相關研究，因無殯葬背景處處碰壁，後於2011年因緣際會下，進入苗栗縣仁德醫護管理專校，就讀生命關懷事業科在職專班。一路上遇到不少師長及前輩們提拔，在校期間考取喪禮服務丙級／乙級證照，並於臺北第二殯儀館從事化妝室約聘人員，雖只有短短的二個月半時間，卻讓我累積不少經驗。後續跟著修復團隊學習並累績遺體修復技術經驗，後於馬來西亞孝恩集團防腐部門服務一年多後，且有幸獲得公司的無償資助回臺進修學費，讓我回國後進修大學及碩士學歷，也因如此讓我不必為學費擔憂，進而有機會在遺體髮妝上有更多的研究，並陸續考取美容及美髮相關證照，一路上獲得許多貴人給予的機會，在此感謝所有幫助過我的師長、前輩、集團高層。也因為了彌補最初父母親的遺容的缺憾，促使原本只有高中學歷的我，到如今碩士學歷，也算完成母親生前一直想讓我進修學歷的心願，且繼續服務大體工作，並投入教學，分享我個人的遺體髮妝操作經驗。

在此由衷希望每一位遺體從業人員，都能富有同理心及耐心，站在家屬立場著想，盡力完成每一位家屬的期望，因為每一位亡者在家屬心裏都是獨一無二且無可取代的，遺體從業人員有無數次的機會，但亡者的機會只有一次。完妝後的成果，會一輩子烙印在家屬心中，請尊重自己的專業，並給家屬留下一個美好的影像回憶。

簽署亡者肖像權同意書之前，都有明確對家屬說明其亡者妝前、妝後的照片刊登之使用目的，並同意以無碼方式呈現整體實際妝容，最後還是需特別感謝簽署同意書之家屬們，對於咨宸的信任以及給予學界、業界的貢獻，也懇請讀者珍惜並尊重其亡者及家屬們，請勿翻拍與傳閱，感恩！

Part 2

乙級美容紙圖技法於丙級喪禮服務的運用

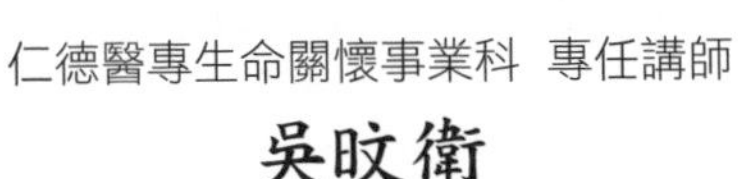
仁德醫專生命關懷事業科 專任講師

吳旼衛

插畫編製 生關110(8A) 學生

王子婷

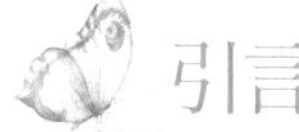

引言

新冠肺炎（COVID-19）所產生的疫情效應，不但對民眾的生活造成巨大的衝擊，對國家考試也造成許多影響，必須尋求變革或是找到替代的方案，才能繼續如期順利地舉辦考試，不致於影響國家、社會、人民整體的運作。

上述所指的國家考試，當然亦包含勞動部舉辦的技術士檢定測驗，以丙級喪禮服務技術士的術科檢定而言，以往的術科第二站遺體化妝，考生要攜帶一名真人模特兒入場，考試時，不論所攜帶的模特兒是什麼性別。考試抽籤時，抽到測試男性遺體就化男性遺體妝，抽到測試女性遺體就化女性遺體妝，於是就有可能產生一個詭異的情況，那就是攜帶男模特兒，抽到測驗化女性遺體妝，或是攜帶女模特兒，但是抽到化男性遺體妝。

如今因應疫情，遺體化妝測驗由真人模特兒改採紙圖測驗，這樣的替代方案有兩大優點：

1.避免真人接觸感染，減少疫情擴散機會。

2.用紙張測驗，測試條件相同，公正且客觀。

但是，改採紙圖測驗後，考生就必須學習紙圖的彩妝技法，而最直接有效的方式，就是取法自乙級美容彩妝設計圖（以下簡稱美容紙圖）的繪圖技法，其中，有四項基本技法，將可供丙級喪禮服務術科的紙圖測驗參考使用。

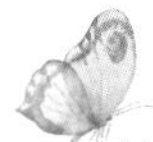

第一節　乙級美容紙圖基本技法簡介

乙級美容彩妝設計圖，共有十二張，除去兩張新娘化妝設計圖（華麗型、清純型）必須依照模特兒的臉型修飾，不在本文的討論範圍，尚有十張彩妝設計圖的繪圖技法，可供丙級喪禮服務的術科遺體化妝紙圖取法使用，以下簡介十張彩妝設計圖的內容以及可供採行的部分繪圖技法：

方型臉(A)

測試日期：　　　年　　　月　　　日
術科測試編號：＿＿＿＿＿＿＿＿＿＿
組別：□A　□B　□C　□D　（請勾選）

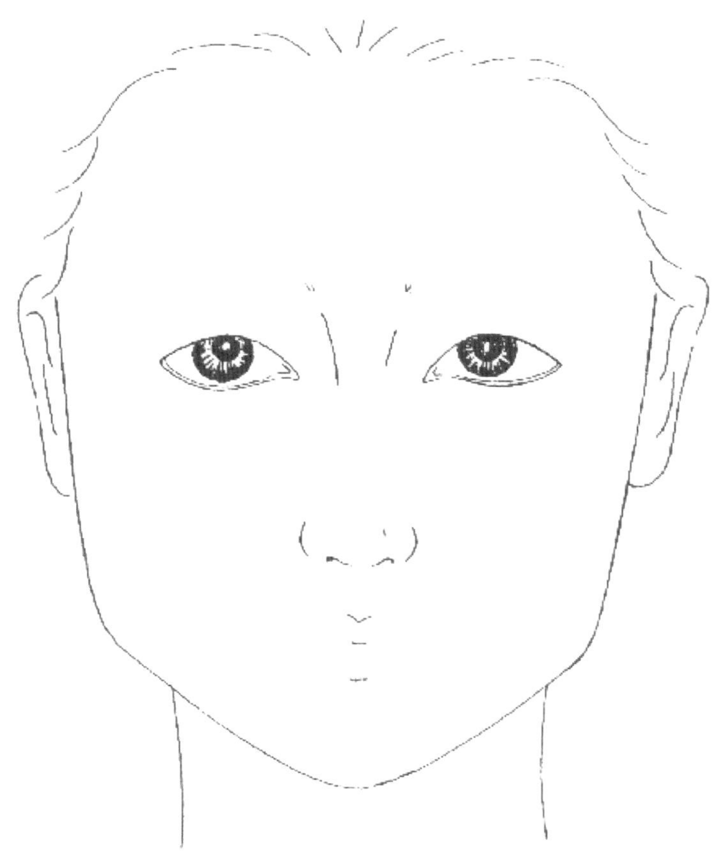

特徵：單眼皮眼型、長鼻型。
修飾部位：
⊙眉型（眉毛）
⊙眼型（眼影、眼線）
⊙鼻型（鼻影）
⊙唇型（唇部）

辦理單位章戳：

試務人員印章：

方型臉(B)

測試日期：　　　年　　月　　日
術科測試編號：＿＿＿＿＿＿＿＿＿＿
組別：☐ A　☐ B　☐ C　☐ D（請勾選）

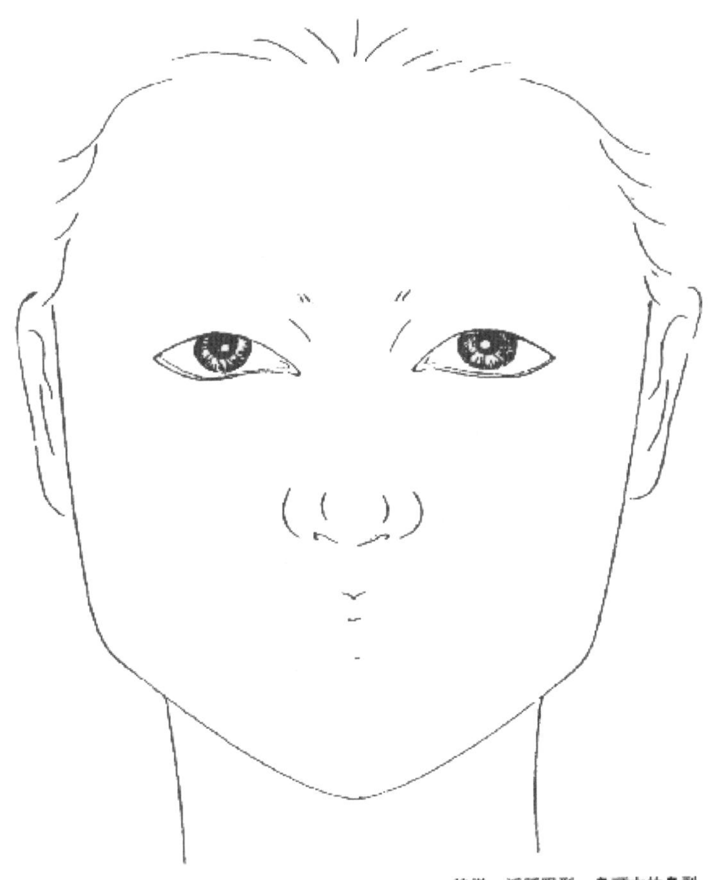

特徵：浮腫眼型、鼻頭大的鼻型。
修飾部位：
⊙眉型（眉毛）
⊙眼型（眼影、眼線）
⊙鼻型（鼻影）
⊙唇型（唇部）
⊙臉型（腮紅、粉底）

辦理單位章戳：

試務人員印章：

圓型臉(A)

測試日期：　　年　　月　　日
術科測試編號：＿＿＿＿＿＿＿＿
組別：□ A　□ B　□ C　□ D（請勾選）

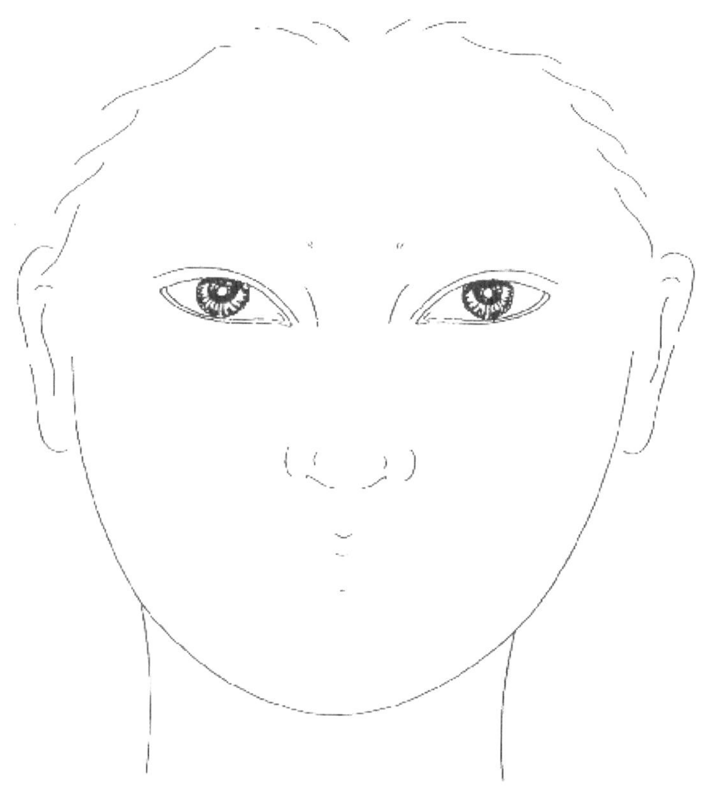

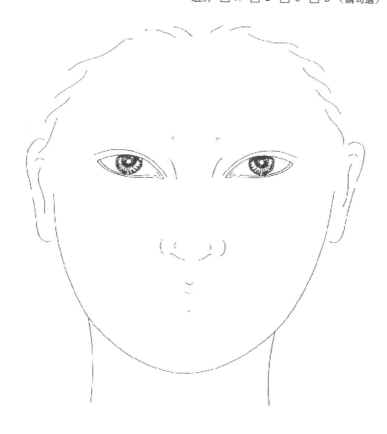

特徵：上揚眼型、粗又塌的鼻型。

修飾部位：
⊙眉型（眉毛）
⊙眼型（眼影、眼線）
⊙鼻型（鼻影）
⊙唇型（唇部）
⊙臉型（腮紅、粉底）

辦理單位章戳：

試務人員印章：

圓型臉(B)

測試日期：　　　年　　　月　　　日

術科測試編號：＿＿＿＿＿＿＿＿＿＿＿＿

組別：□A　□B　□C　□D　（請勾選）

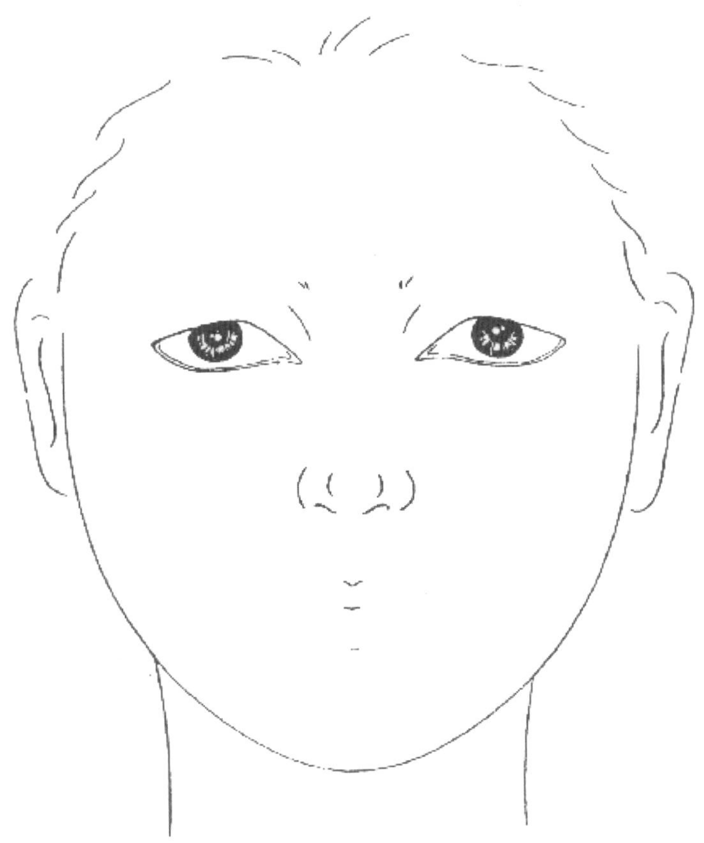

特徵：浮腫眼型、短鼻型。

修飾部位：

⊙眉型（眉毛）

⊙眼型（眼影、眼線）

⊙鼻型（鼻影）

⊙唇型（唇部）

⊙臉型（腮紅、粉底）

辦理單位章戳：

試務人員印章：

長型臉(A)

測試日期：　　年　　月　　日

術科測試編號：＿＿＿＿＿＿＿＿

組別：□A　□B　□C　□D　（請勾選）

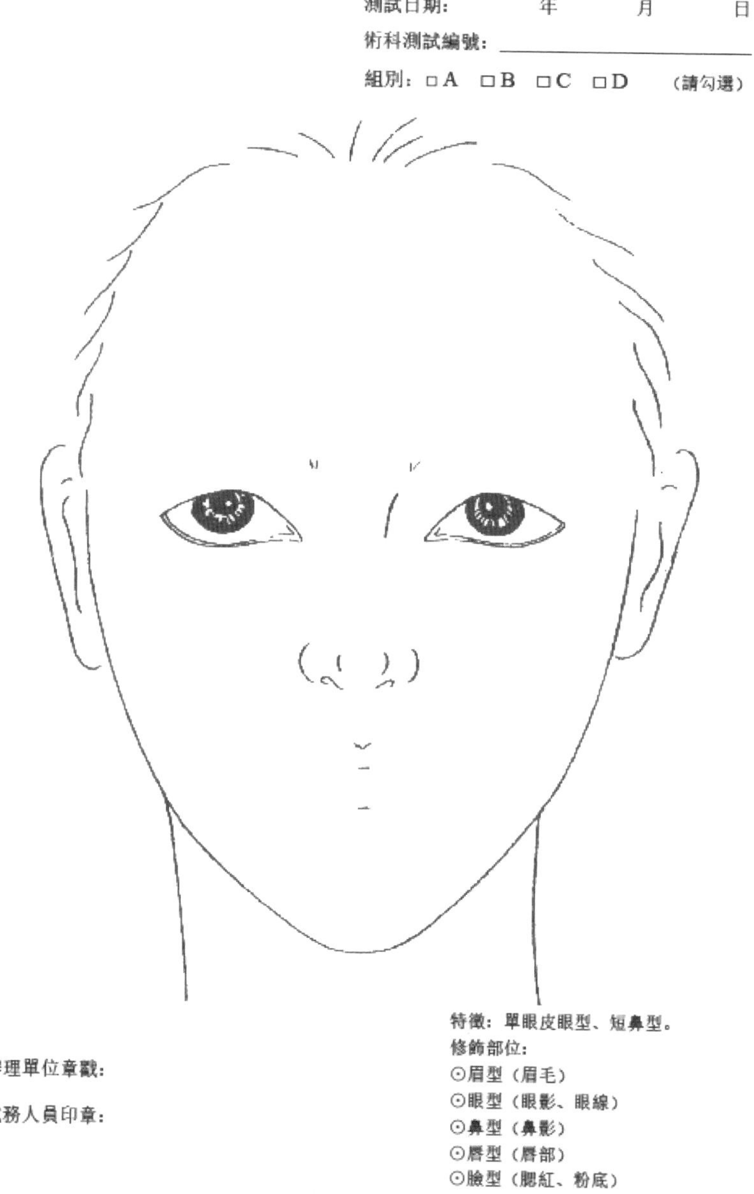

特徵：單眼皮眼型、短鼻型。

修飾部位：

⊙眉型（眉毛）

⊙眼型（眼影、眼線）

⊙鼻型（鼻影）

⊙唇型（唇部）

⊙臉型（腮紅、粉底）

辦理單位章戳：

試務人員印章：

長型臉(B)

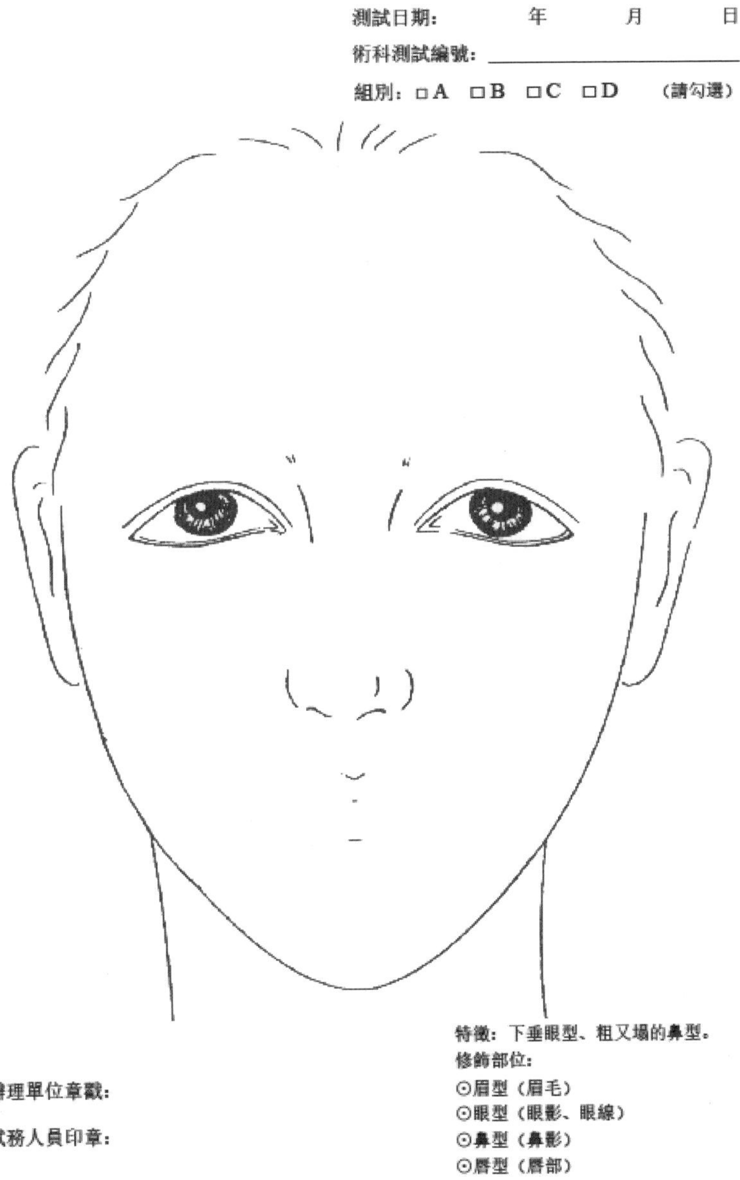

測試日期：　　年　　月　　日

術科測試編號：＿＿＿＿＿＿＿＿

組別：□A　□B　□C　□D　（請勾選）

辦理單位章戳：

試務人員印章：

特徵：下垂眼型、粗又塌的鼻型。

修飾部位：

⊙眉型（眉毛）

⊙眼型（眼影、眼線）

⊙鼻型（鼻影）

⊙唇型（唇部）

⊙臉型（腮紅、粉底）

倒三角型臉(A)

測試日期：　　年　　月　　日
術科測試編號：＿＿＿＿＿＿＿＿＿
組別：□A　□B　□C　□D　（請勾選）

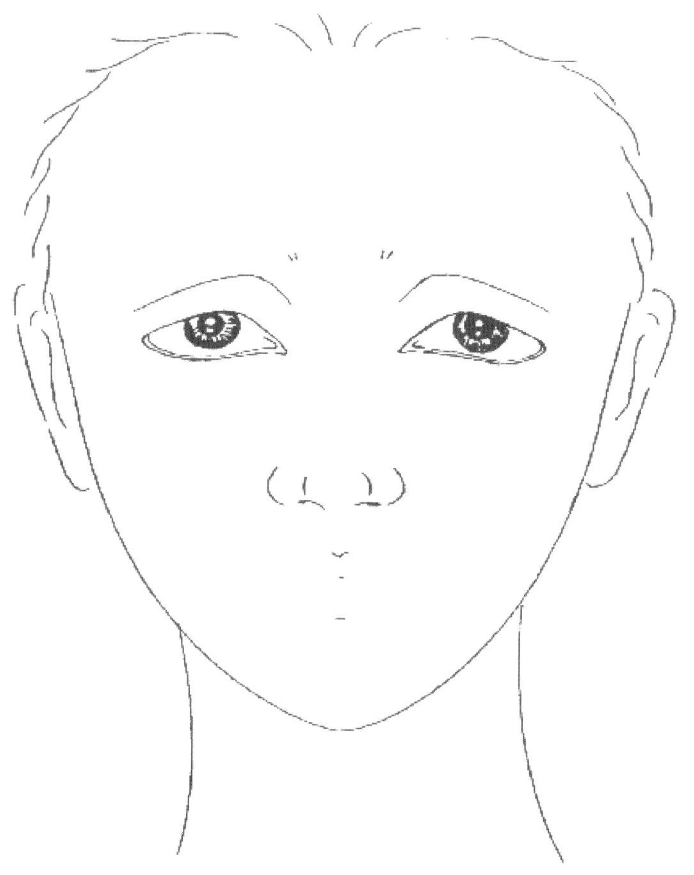

辦理單位章戳：

試務人員印章：

特徵：凹陷眼型、鼻頭大的鼻型。
修飾部位：
⊙眉型（眉毛）
⊙眼型（眼影、眼線）
⊙鼻型（鼻影）
⊙唇型（唇部）
⊙臉型（腮紅、粉底）

倒三角型臉(B)

測試日期： 年 月 日

術科測試編號：＿＿＿＿＿＿＿＿＿＿＿＿

組別：□A □B □C □D （請勾選）

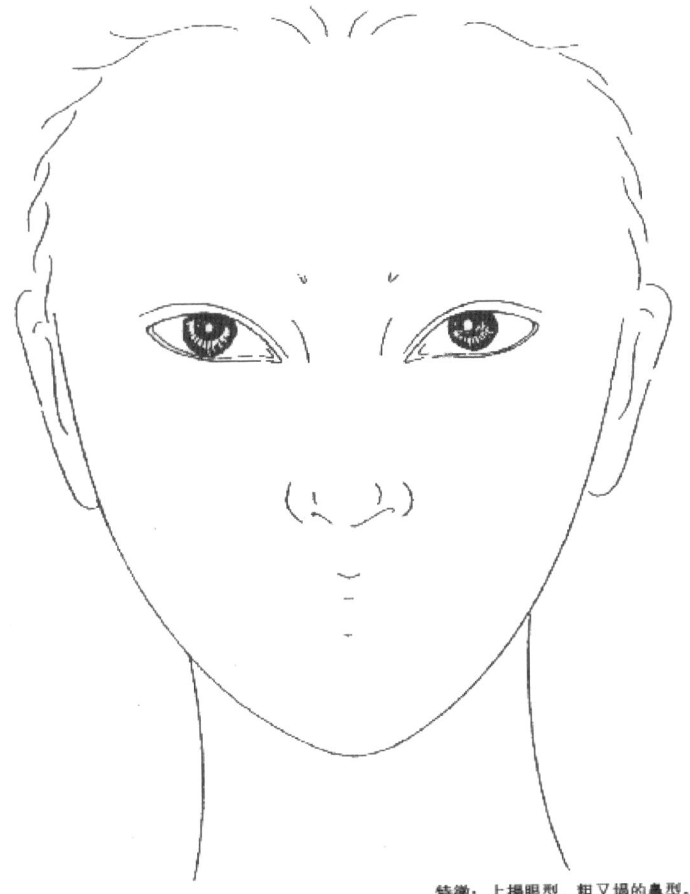

特徵：上揚眼型、粗又塌的鼻型。

修飾部位：

⊙眉型（眉毛）

⊙眼型（眼影、眼線）

⊙鼻型（鼻影）

⊙唇型（唇部）

⊙臉型（腮紅、粉底）

辦理單位章戳：

試務人員印章：

菱型臉(A)

測試日期：　　年　　月　　日

術科測試編號：＿＿＿＿＿＿＿＿

組別：□A　□B　□C　□D　（請勾選）

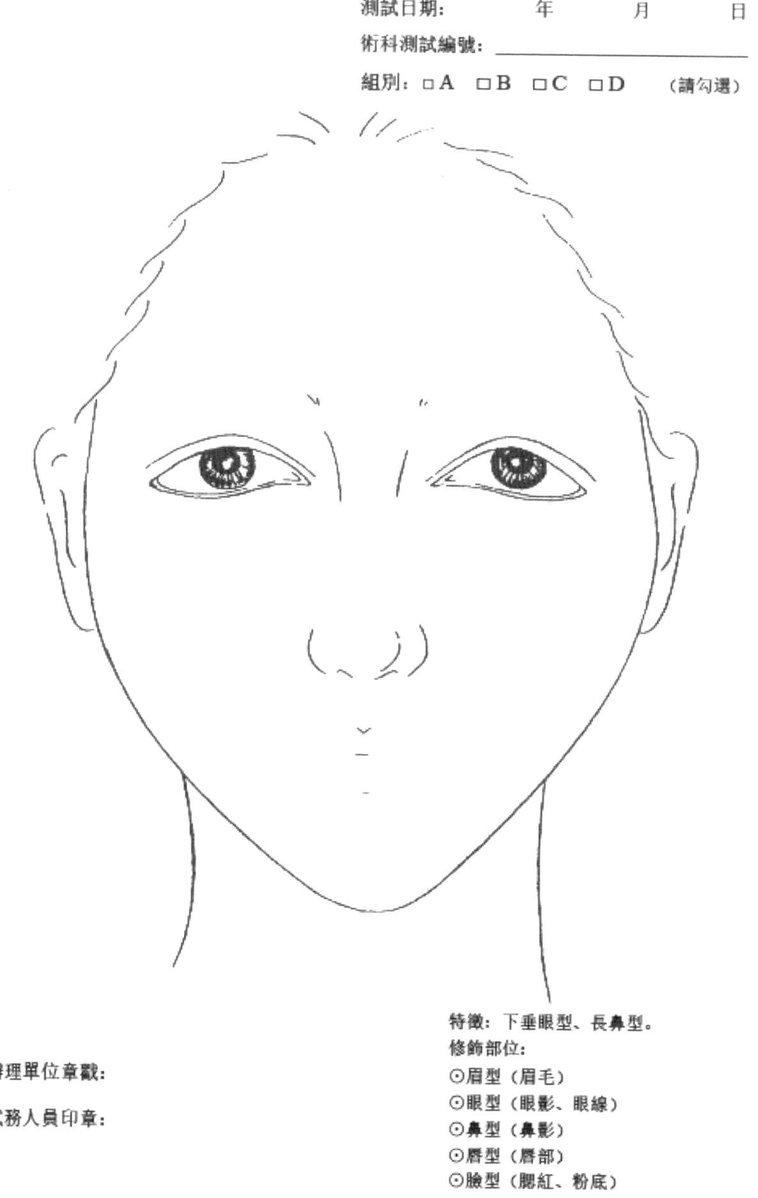

特徵：下垂眼型、長鼻型。

修飾部位：

⊙眉型（眉毛）

⊙眼型（眼影、眼線）

⊙鼻型（鼻影）

⊙唇型（唇部）

⊙臉型（腮紅、粉底）

辦理單位章戳：

試務人員印章：

菱型臉(B)

測試日期：　　　年　　　月　　　日

術科測試編號：＿＿＿＿＿＿＿＿＿＿＿＿

組別：□A　□B　□C　□D　（請勾選）

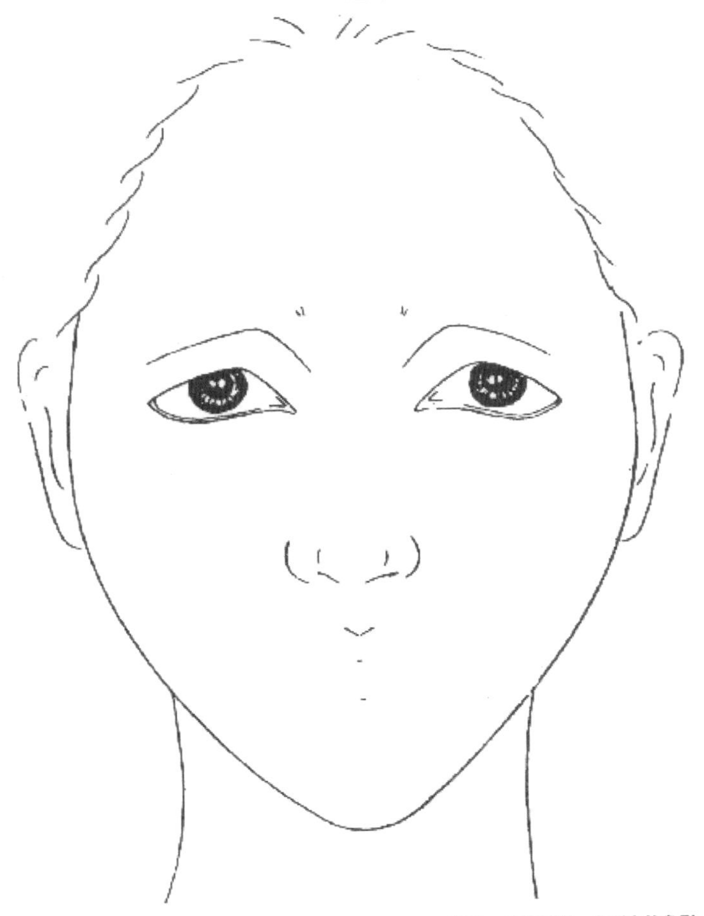

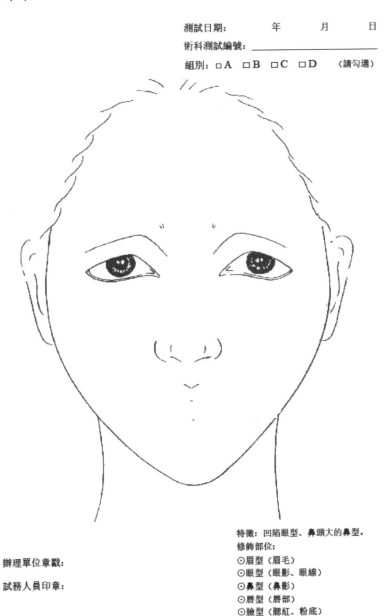

特徵：凹陷眼型、鼻頭大的鼻型。

修飾部位：

⊙眉型（眉毛）

⊙眼型（眼影、眼線）

⊙鼻型（鼻影）

⊙唇型（唇部）

⊙臉型（腮紅、粉底）

辦理單位章戳：

試務人員印章：

一、方型臉(A)

(一)臉型特徵

方型臉(A)的特徵為單眼皮眼型、長鼻型。

(二)修飾重點

可供丙級喪禮服務術科紙圖參考的繪圖技法說明如下：

- 眉型

有弧度，不可以有明顯角度或像直線的眉毛，眉毛顏色呈現出勻稱自然即可。

- 唇型

唇峰不可太尖，下唇稍寬呈現船底的形狀。色彩勻稱自然。

- 腮紅

修飾的位置，由顴骨方向往嘴角刷成狹長型。色彩必須勻稱而且自然，刷圖的力道要輕盈，力道太強容易在紙圖上凝結殘留的色塊。

- 眼線

自然描繪，線條順暢，下筆力道均勻，勿抖動。

姓名：

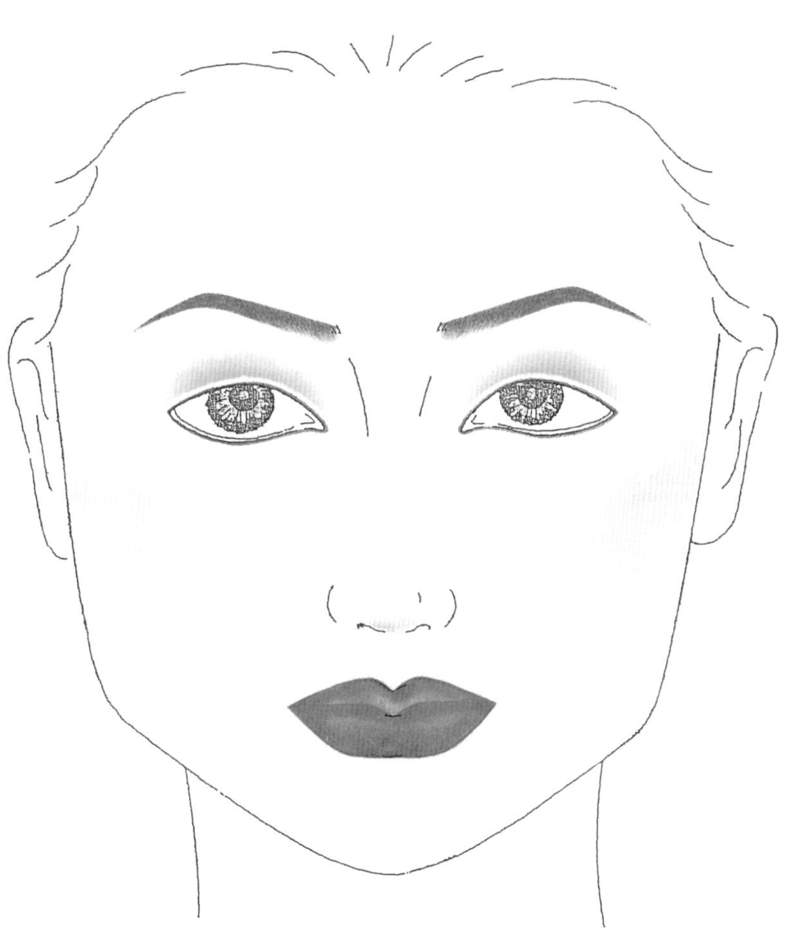

二、方型臉(B)

(一)臉型特徵

方型臉(B)的特徵為浮腫眼型、鼻頭大的鼻型。

(二)修飾重點

可供丙級喪禮服務術科紙圖參考的繪圖技法說明如下：

- **眉型**

有弧度，不可以有明顯角度或像直線的眉毛，眉毛顏色呈現出匀稱自然即可。

- **唇型**

唇峰不可太尖，下唇稍寬呈現船底的形狀。色彩匀稱自然。

- **腮紅**

修飾的位置，由顴骨方向往嘴角刷成狹長型。色彩必須匀稱而且自然，刷圖的力道要輕盈，力道太強容易在紙圖上凝結殘留的色塊。

- **眼線**

自然描繪，線條順暢，下筆力道均匀，勿抖動。

姓名：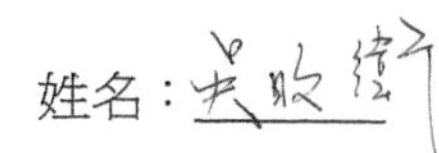

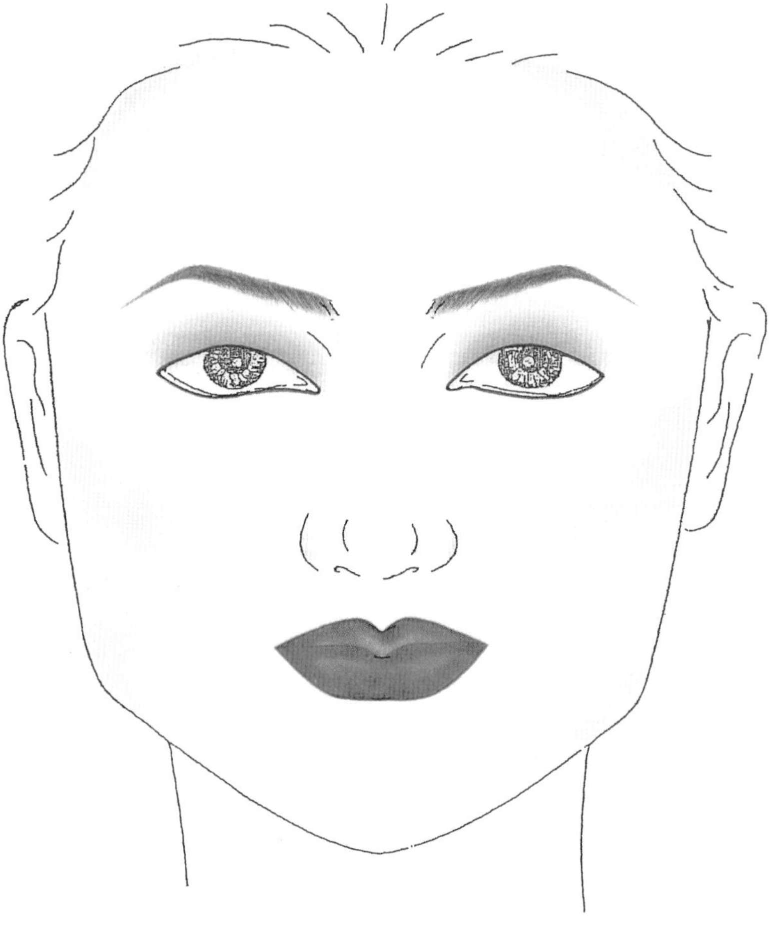

三、圓型臉(A)

(一)臉型特徵

圓型臉(A)的特徵為上揚眼型、粗又塌的鼻型。

(二)修飾重點

可供丙級喪禮服務術科紙圖參考的繪圖技法說明如下：

• 眉型

由眉頭斜上，眉峰略帶角度或弧度，眉毛顏色呈現出勻稱自然即可。

• 唇型

唇峰略帶角度，下唇不宜太尖或太圓。色彩勻稱自然。

• 腮紅

修飾的位置，由顴骨方向往嘴角刷成狹長型。色彩必須勻稱而且自然，刷圖的力道要輕盈，力道太強容易在紙圖上凝結殘留的色塊。

• 眼線

自然描繪，線條順暢，下筆力道均勻，勿抖動。

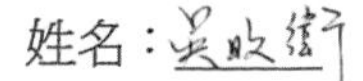
姓名：

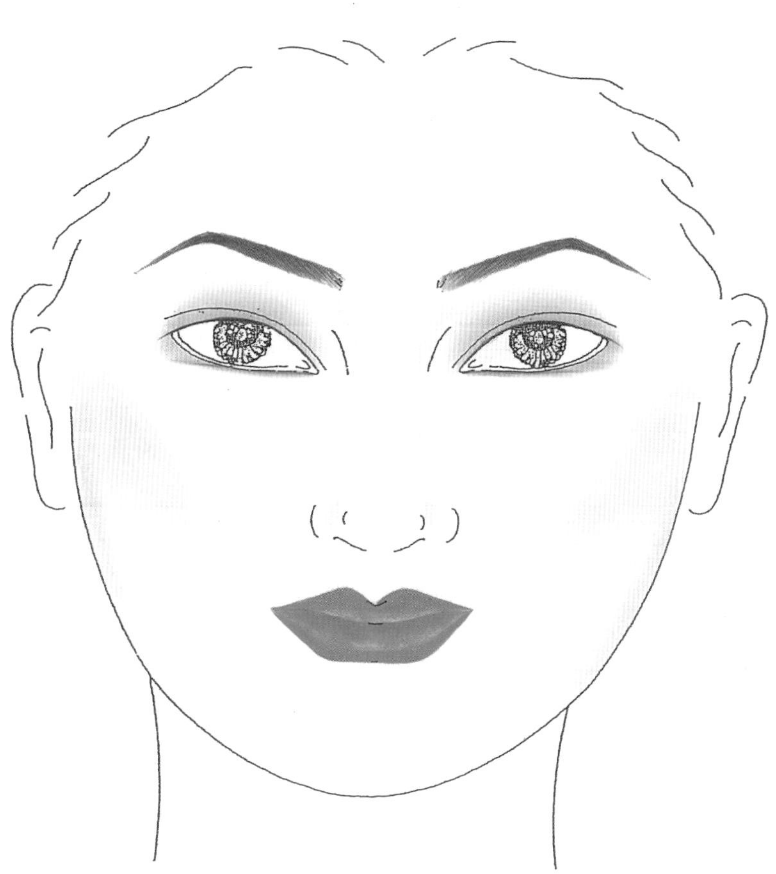

四、圓型臉(B)

(一)臉型特徵

圓型臉(B)的特徵為浮腫眼型、短鼻型。

(二)修飾重點

可供丙級喪禮服務術科紙圖參考的繪圖技法說明如下：

• 眉型

由眉頭斜上，眉峰略帶角度或弧度，眉毛顏色呈現出匀稱自然即可。

• 唇型

唇峰略帶角度，下唇不宜太尖或太圓。色彩匀稱自然。

• 腮紅

修飾的位置，由顴骨方向往嘴角刷成狹長型。色彩必須匀稱而且自然，刷圖的力道要輕盈，力道太強容易在紙圖上凝結殘留的色塊。

• 眼線

自然描繪，線條順暢，下筆力道均匀，勿抖動。

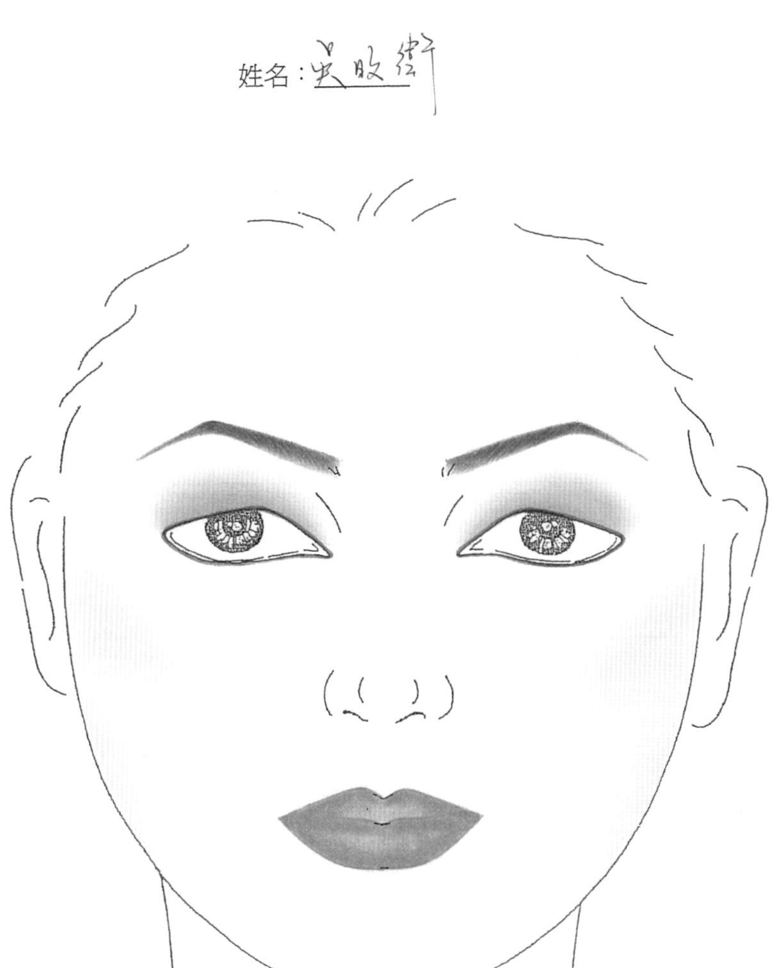
姓名：

五、長型臉(A)

(一)臉型特徵

長型臉(A)的特徵為單眼皮眼型、短鼻型。

(二)修飾重點

可供丙級喪禮服務術科紙圖參考的繪圖技法說明如下：

- 眉型

眉型略呈水平，眉毛顏色呈現出勻稱自然即可。

- 唇型

唇峰避免角度，唇寬不宜超過瞳孔內側。色彩勻稱自然。

- 腮紅

修飾的位置，由顴骨方向往內水平橫刷。色彩必須勻稱而且自然，刷圖的力道要輕盈，力道太強容易在紙圖上凝結殘留的色塊。

- 眼線

自然描繪，線條順暢，下筆力道均勻，勿抖動。

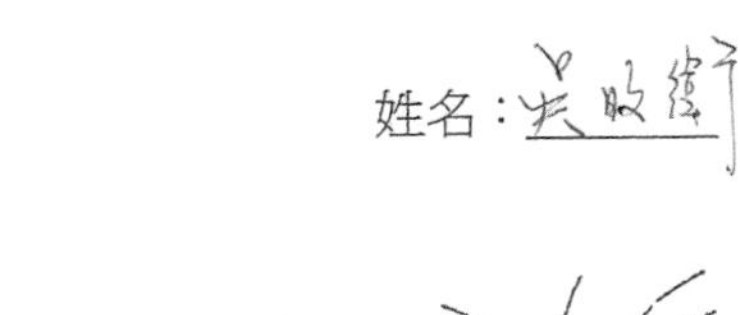
姓名：

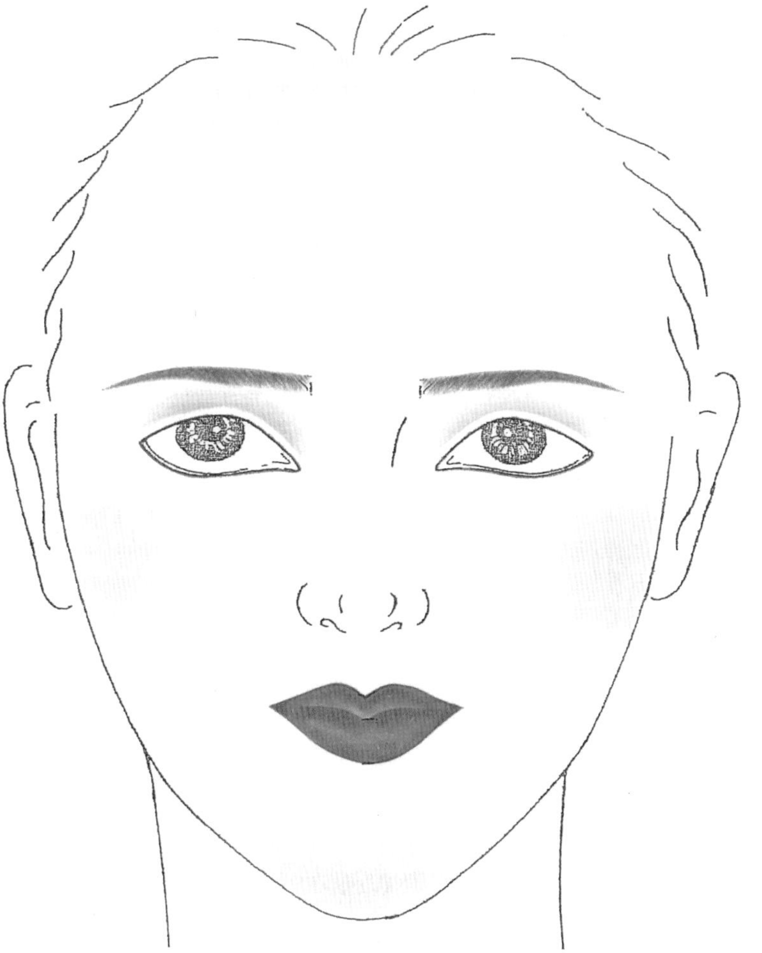

六、長型臉(B)

(一)臉型特徵

長型臉(B)的特徵為下垂眼型、粗又塌鼻型。

(二)修飾重點

可供丙級喪禮服務術科紙圖參考的繪圖技法說明如下：

- **眉型**

眉型略呈水平，眉毛顏色呈現出勻稱自然即可。

- **唇型**

唇峰避免角度，唇寬不宜超過瞳孔內側。色彩勻稱自然。

- **腮紅**

修飾的位置，由顴骨方向往內水平橫刷。色彩必須勻稱而且自然，刷圖的力道要輕盈，力道太強容易在紙圖上凝結殘留的色塊。

- **眼線**

自上眼線眼尾前內側即上揚。下眼線水平稍上揚。自然描繪，線條順暢，下筆力道均勻，勿抖動（本項目難度較高，僅供參考）。

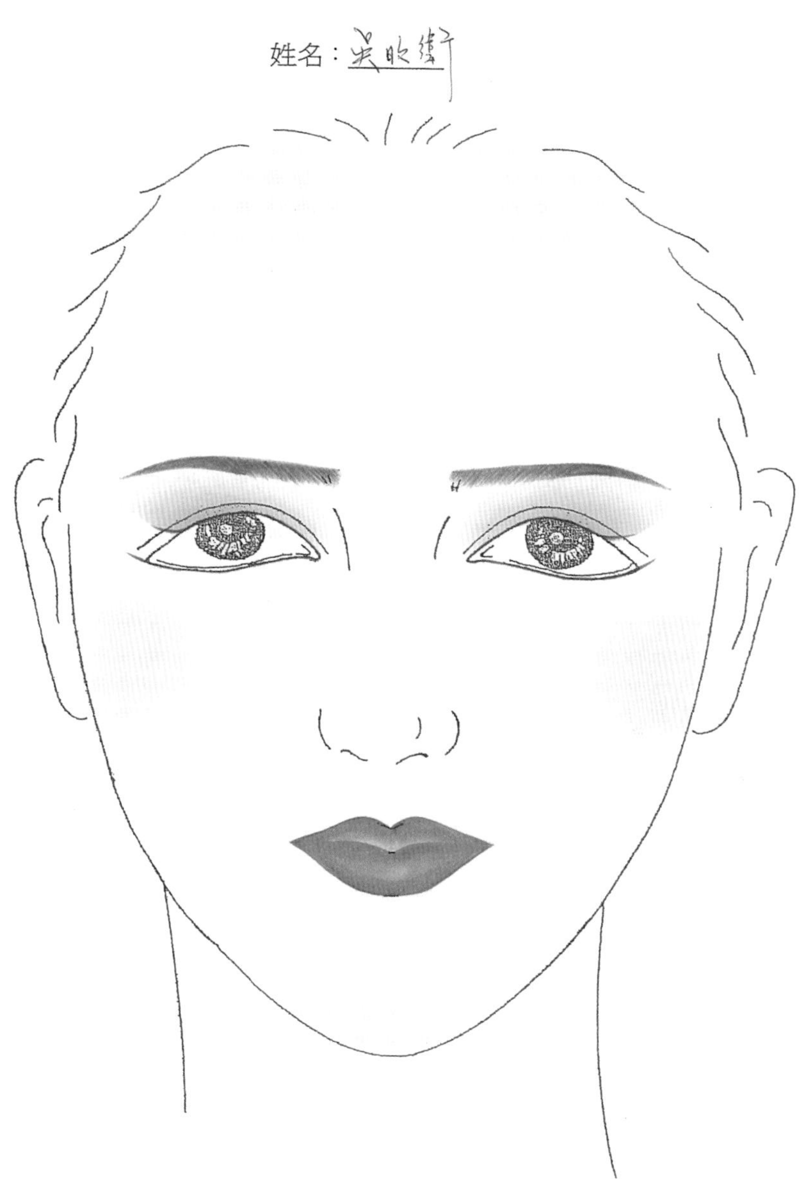
姓名：

七、倒三角型臉(A)

(一)臉型特徵

倒三角型臉(A)的特徵為凹陷眼型、鼻頭大的鼻型。

(二)修飾重點

可供丙級喪禮服務術科紙圖參考的繪圖技法說明如下：

- 眉型

不適合直線眉或有角度眉，眉毛顏色呈現出勻稱自然即可。

- 唇型

下唇不宜太寬及太尖。色彩勻稱自然。

- 腮紅

修飾的位置，由顴骨方向往內橫刷。位置略高稍短。色彩必須勻稱而且自然，刷圖的力道要輕盈，力道太強容易在紙圖上凝結殘留的色塊。

- 眼線

自然描繪，線條順暢，不得粗細不一，下筆力道均勻，勿抖動。

姓名：吳[illegible]衛

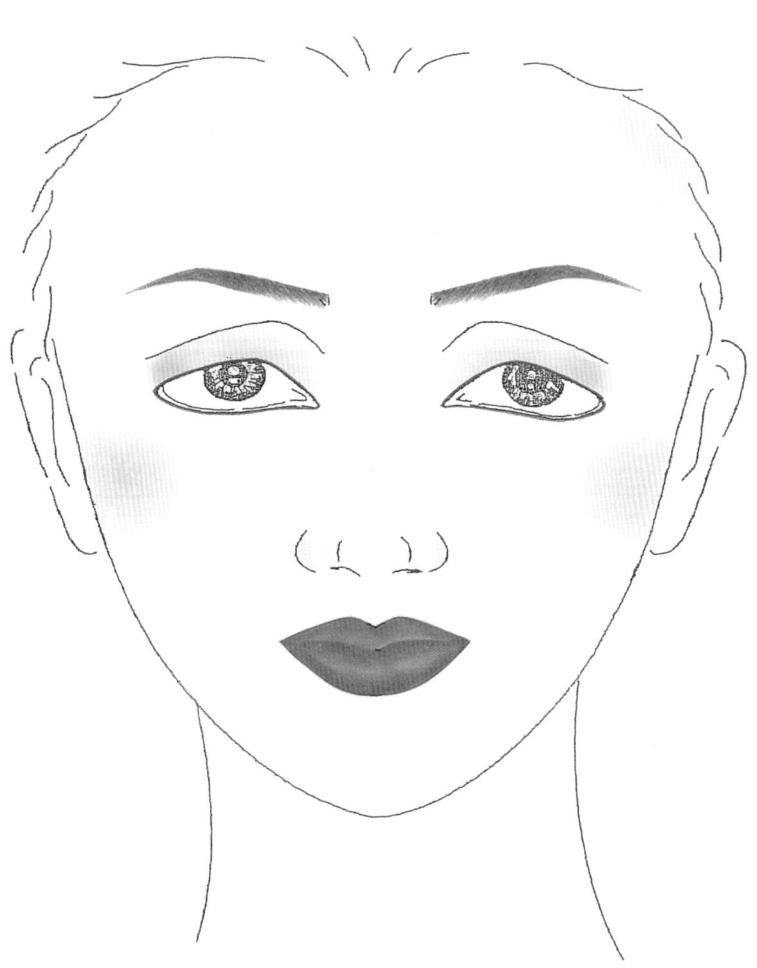

八、倒三角型臉(B)

(一)臉型特徵

倒三角型臉(B)的特徵為上揚眼型、粗又塌的鼻型。

(二)修飾重點

可供丙級喪禮服務術科紙圖參考的繪圖技法說明如下：

• 眉型

不適合直線眉或有角度眉，眉毛顏色呈現出勻稱自然即可。

• 唇型

下唇不宜太寬及太尖。色彩勻稱自然。

• 腮紅

修飾的位置，由顴骨方向往內橫刷。位置略高稍短。色彩必須勻稱而且自然，刷圖的力道要輕盈，力道太強容易在紙圖上凝結殘留的色塊。

• 眼線

上眼線自然描繪，線條順暢，下眼線呈水平，不得粗細不一，下筆力道均勻，勿抖動。

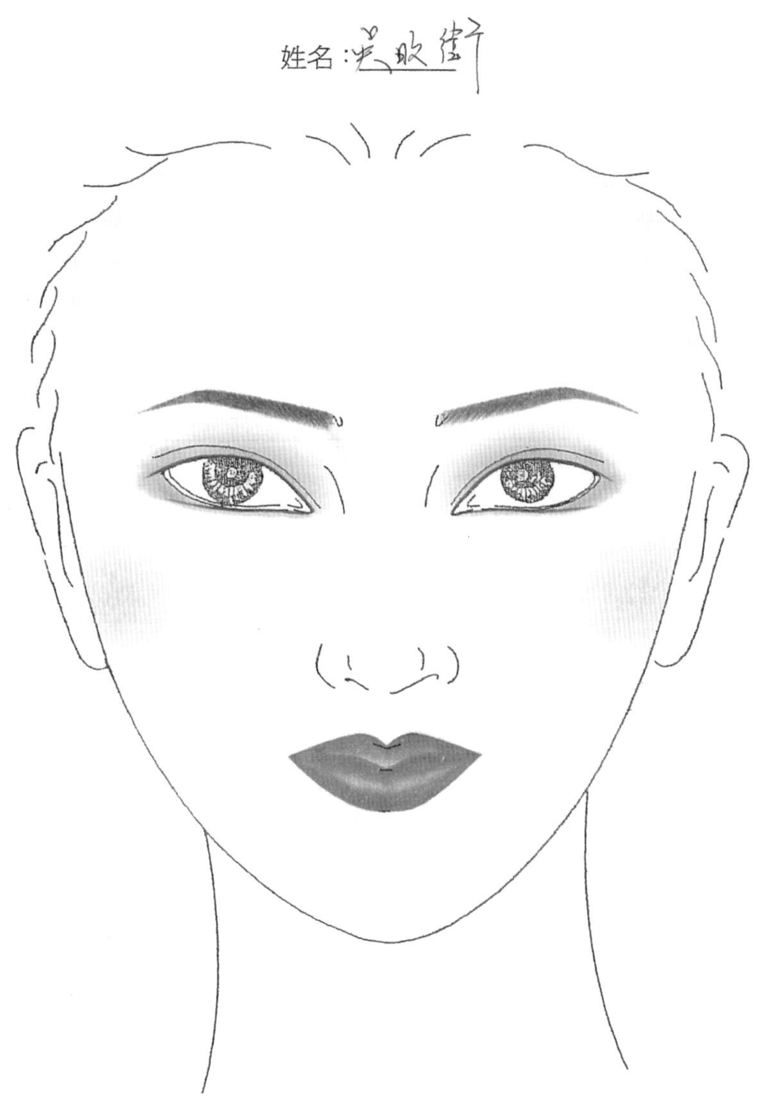
姓名:

九、菱型臉(A)

(一)臉型特徵

菱型臉(A)的特徵為下垂眼型、長鼻型。

(二)修飾重點

可供丙級喪禮服務術科紙圖參考的繪圖技法說明如下：

• 眉型

眉型避免有明顯眉峰，較平直為宜，眉長比眼尾稍長，不宜太長。眉毛顏色呈現出勻稱自然即可。

• 唇型

唇峰不可太尖，下唇不宜太寬及太尖。色彩勻稱自然。

• 腮紅

修飾的位置，以顴骨為中心刷成圓弧形。色彩必須勻稱而且自然，刷圖的力道要輕盈，力道太強容易在紙圖上凝結殘留的色塊。

• 眼線

上眼線的眼尾前內側即上揚。下眼線則呈水平稍為上揚，自然描繪，線條順暢，不得粗細不一，下筆力道均勻，勿抖動。

姓名：

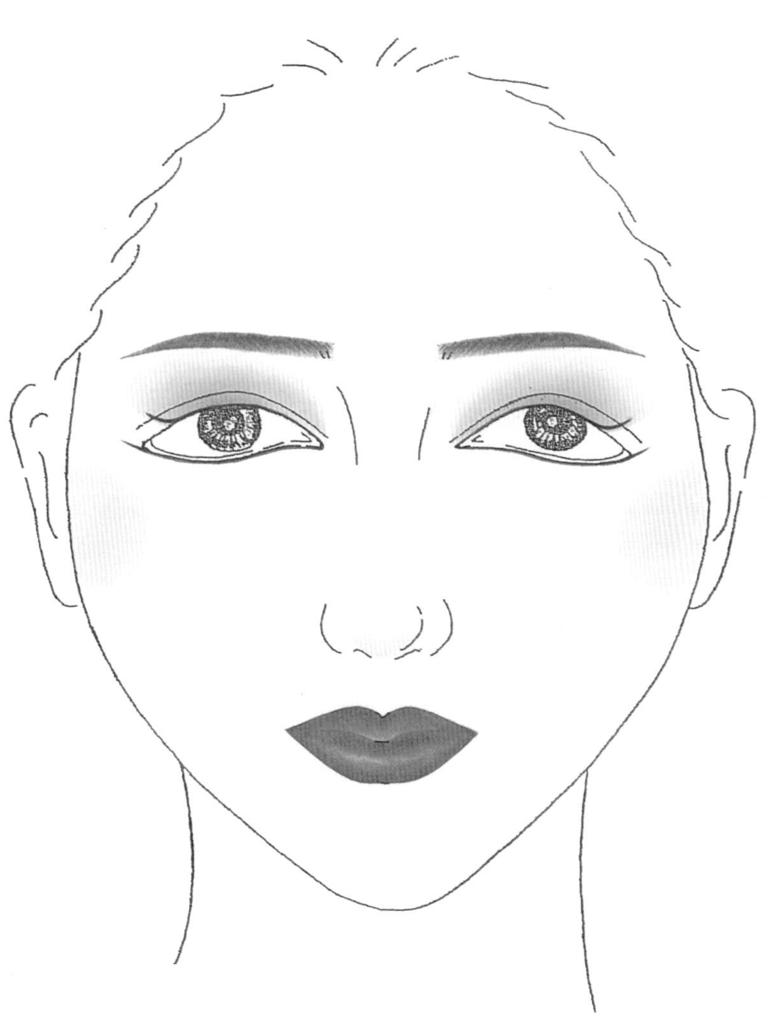

十、菱型臉(B)

(一)臉型特徵

菱型臉(B)的特徵為凹陷眼型、鼻頭大的鼻型。

(二)修飾重點

可供丙級喪禮服務術科紙圖參考的繪圖技法說明如下：

• 眉型

眉型避免有明顯眉峰，較平直為宜，眉長比眼尾稍長，不宜太長。眉毛顏色呈現出勻稱自然即可。

• 唇型

唇峰不可太尖，下唇不宜太寬及太尖。色彩勻稱自然。

• 腮紅

修飾的位置，以顴骨為中心刷成圓弧形。色彩必須勻稱而且自然，刷圖的力道要輕盈，力道太強容易在紙圖上凝結殘留的色塊。

• 眼線

自然描繪，線條順暢，不得粗細不一，下筆力道均勻，勿抖動。

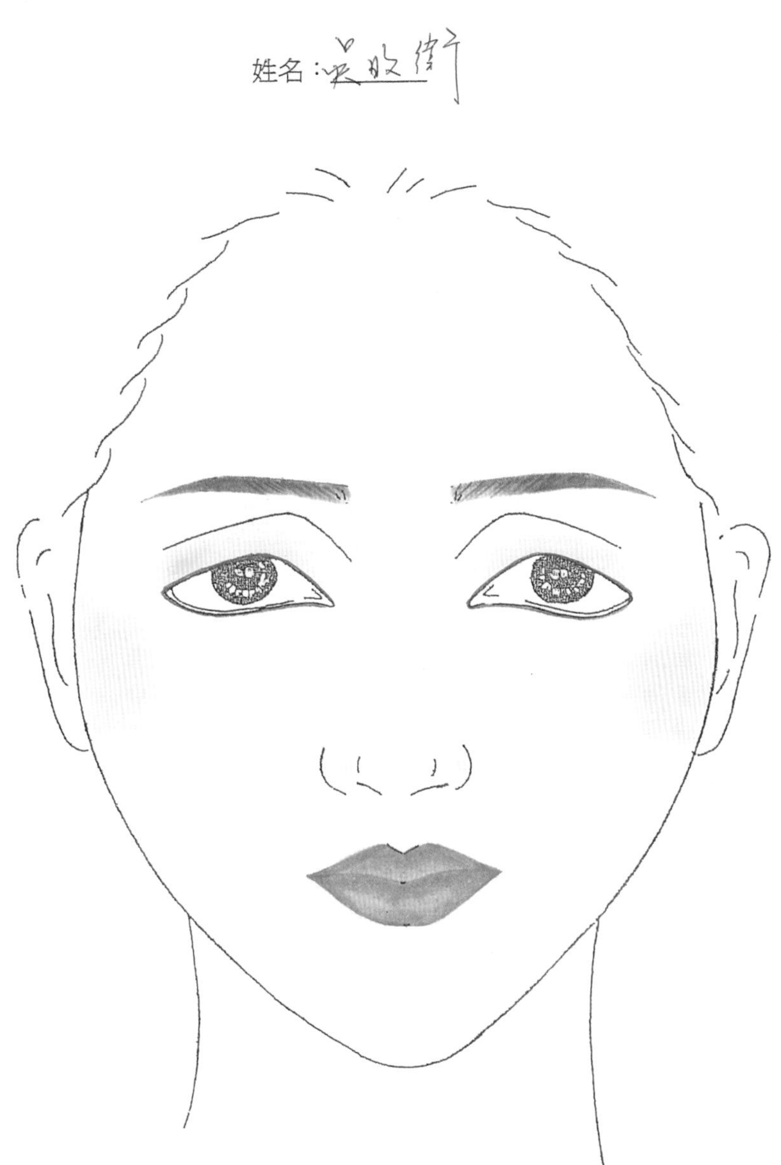
姓名：

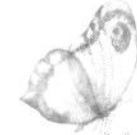

第二節　丙級喪禮服務術科遺體化妝紙圖

一、男性遺體化妝

*請影印發給應檢人填寫

第一試題男性遺體化妝	術科測試編號：________________	姓名：________________

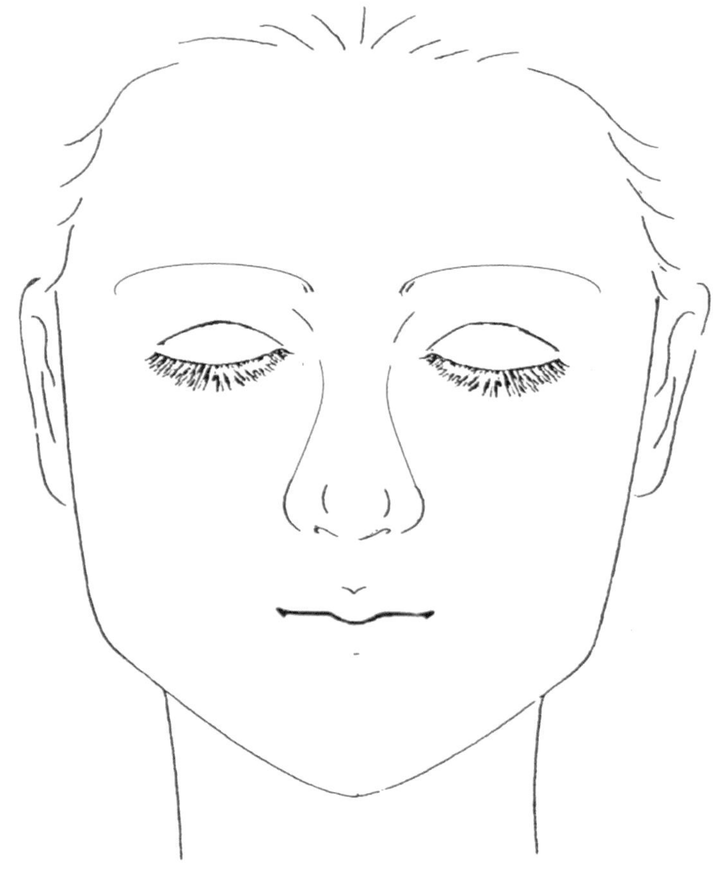

男性遺體化妝的試題，與乙級美容紙圖的方型臉 (A) 和方型臉 (B) 非常相似，在繪圖技法上可取法眉型、唇型、腮紅、眼線等部分，分項說明如下：

(一)眉型

有弧度，不可以有明顯角度或像直線的眉毛，眉毛顏色呈現出匀稱自然即可。

(二)唇型

唇峰不可太尖，下唇稍寬呈現船底的型狀。色彩匀稱自然。

(三)腮紅

修飾的位置，由顴骨方向往嘴角刷成狹長型。色彩必須匀稱而且自然，刷圖的力道要輕盈，力道太強容易在紙圖上凝結殘留的色塊。

(四)眼線

遺體化妝是閉眼妝，只需描繪眼皮的上眼線，自然描繪，線條順暢，下筆力道均匀，勿抖動。

***請影印發給應檢人填寫**

第一試題男性遺體化妝

術科測試編號：＿＿＿＿＿＿＿＿ 姓名：林婷潔

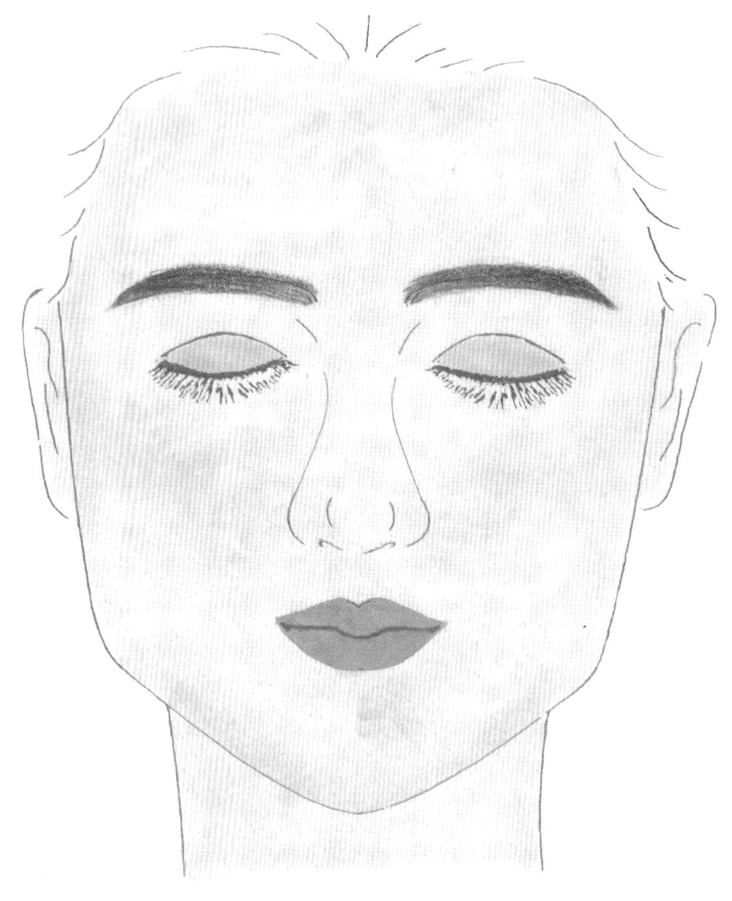

扣分：＿＿＿＿＿＿

監評人員簽名：

（請勿於測試結束前先行簽名）

辦理單位戳記：

二、女性遺體化妝

*請影印發給應檢人填寫

第一試題女性遺體化妝　術科測試編號：________ 姓名：________

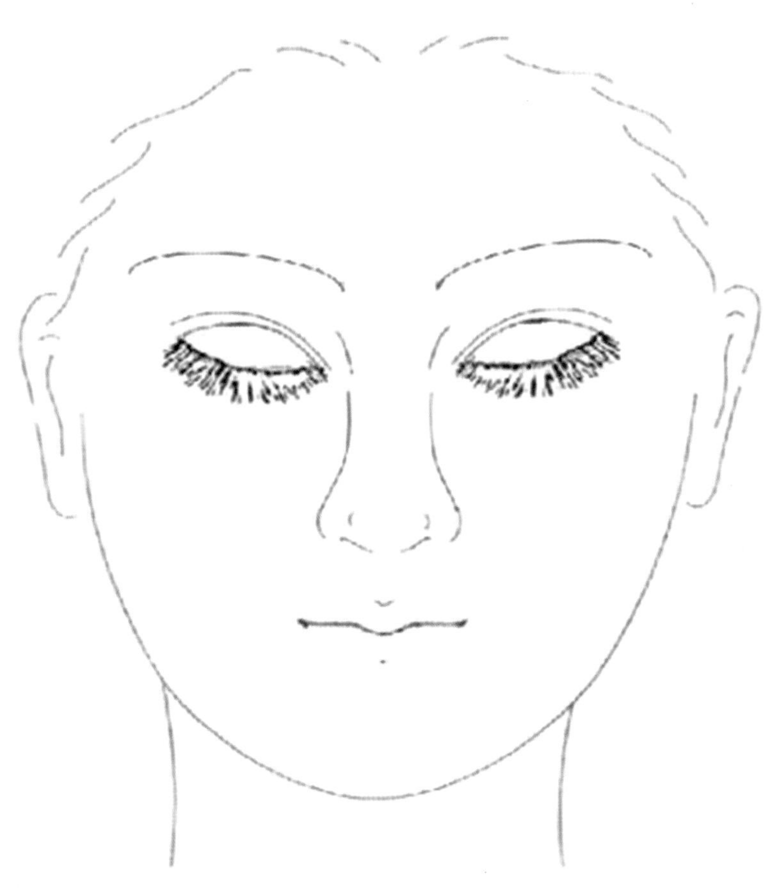

女性遺體化妝的試題，與乙級美容紙圖的圓型臉(A)和圓型臉(B)非常相似，在繪圖技法上可取法眉型、唇型、腮紅、眼線等部分，分項說明如下：

(一)眉型

由眉頭斜上，眉峰略帶角度或弧度，眉毛顏色呈現出勻稱自然即可。

(二)唇型

唇峰略帶角度，下唇不宜太尖或太圓。色彩勻稱自然。

(三)腮紅

修飾的位置，由顴骨方向往嘴角刷成狹長型。色彩必須勻稱而且自然，刷圖的力道要輕盈，力道太強容易在紙圖上凝結殘留的色塊。

(四)眼線

遺體化妝是閉眼妝，只需描繪眼皮的上眼線，自然描繪，線條順暢，下筆力道均勻，勿抖動。

***請影印發給應檢人填寫**

第二試題女性遺體化妝

術科測試編號：＿＿＿＿＿＿　姓名：林妤潔

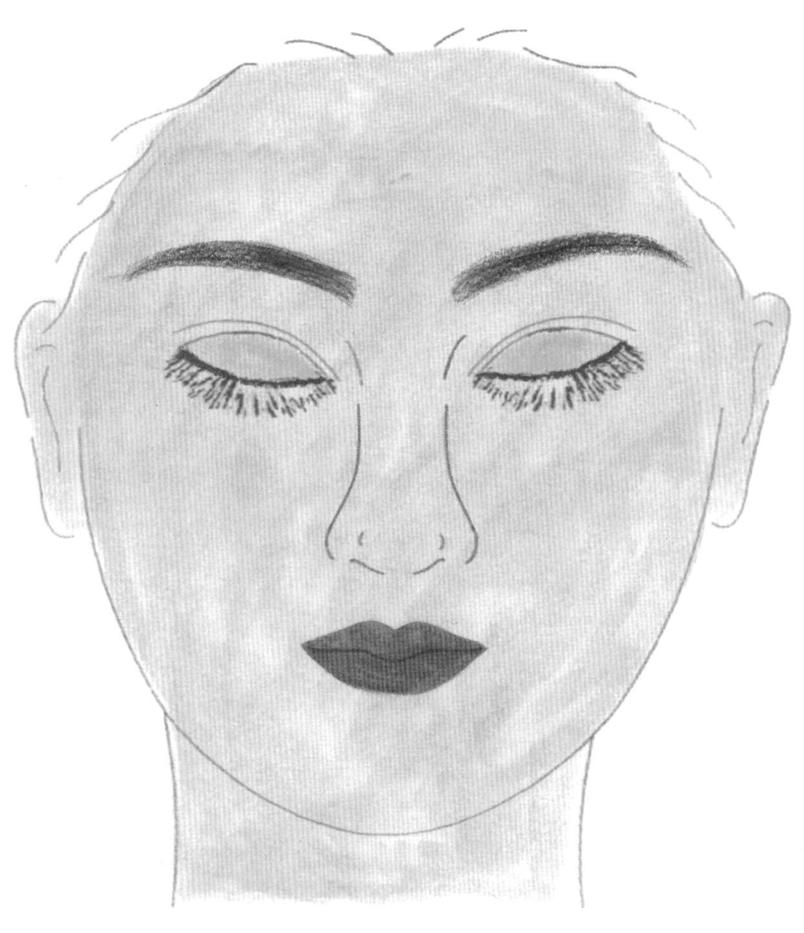

扣分：＿＿＿＿＿＿

監評人員簽名：

〈請勿於測試結束前先行簽名〉

辦理單位戳記：

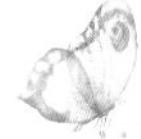

第三節　繪圖演練

一、男性紙圖技法與步驟

(一)眉型

由於試題紙已經用一條弧型線，很清楚地標出眉毛的位置以及長度，所以在繪製眉毛時，僅需沿著紙圖上的弧線，將眉毛的型狀完美地描繪出來，再用眉筆按照眉尾色濃、眉頭色淡的著色要領，就能繪製一對漂亮的眉毛。技法與步驟如下：

●定出眉峰

將弧線約略分為3段，靠近眼尾的1/3段為眉尾，按圖上的垂直虛線往上約0.3公分的位置，定出眉峰的位置。

●繪製眉尾

將弧線尾端連接眉峰，繪製出眉尾的形狀，如**圖3-1**中①所示。

●繪製眉毛下緣

由眉峰處最低的弧線位置，連接往眉頭的弧線下彎處，繪製出眉毛下緣，如**圖3-1**中②所示。

●繪製眉毛上緣

連接由眉峰至眉頭，保持約0.3公分的寬度，就可描繪出眉毛的上緣，並且完成眉毛外形的初步輪廓，如**圖3-1**中③所示。

●眉筆著色

選用咖啡色眉筆，依照眉尾色濃、眉頭色淡的著色要領，就能繪製完成一對漂亮的眉毛。

(二)唇型

由於試題紙已經很清楚地標出上嘴唇與下嘴唇的分界線、嘴唇的寬度、唇峰的位置以及嘴角的位置，所以在繪製嘴唇時，僅需沿著紙圖上的提示點，將嘴唇的型狀完美地描繪出來，再選用適當的唇膏均勻上色（男性遺體妝和女性遺體妝的唇色不同，男性為接近深咖啡的茶色或暗紅色，女性為暗紅色或深紅色），就能繪製出漂亮的唇型。技法與步驟如下：

●**繪製上唇**

連接唇峰與嘴角，如**圖**3-1中④虛線所示。

●**繪製下唇**

連接下唇的提示點與嘴角，如**圖**3-1中⑤虛線所示。

●**唇膏著色**

男性遺體建議選用接近深咖啡的茶色或暗紅色唇膏，就能繪製出屬於男性的沉穩且莊嚴的唇型。

(三)腮紅

修飾的位置，由顴骨方向往嘴角刷成狹長三角型（位置如虛線部分），依**圖**3-1中⑥箭頭的方向所示，色彩必須勻稱而且自然，刷圖的力道要輕盈，力道太強容易在紙圖上凝結殘留的色塊。

(四)眼線

遺體化妝是閉眼妝，只需描繪眼皮的上眼線和睫毛的交接處，自然描繪，線條順暢，眼線的線條寬度不超過0.1公分，下筆力道均勻，勿抖動，如**圖**3-1中⑦所示。

*請影印發給應檢人填寫

| 第一試題男性遺體化妝 | 術科測試編號：________ 姓名：________

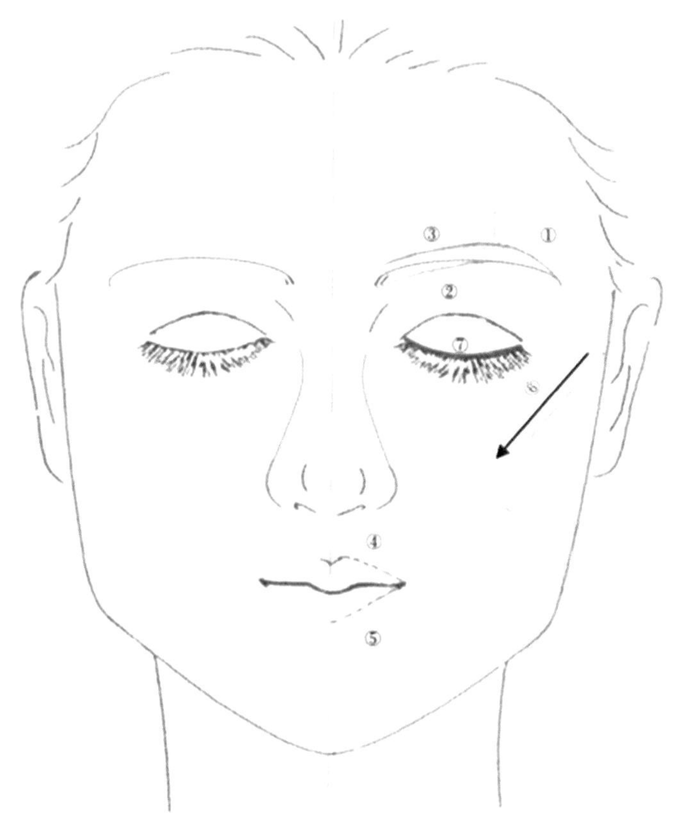

扣分：________

監評人員簽名：

（請勿於測試結束前先行簽名）

辦理單位戳記：

圖3-1　男性遺體繪製技法步驟圖示

二、女性紙圖技法與步驟

(一)眉型

由於試題紙已經用一條弧型線，很清楚地標出眉毛的位置以及長度，所以在繪製眉毛時，僅需沿著紙圖上的弧線，將眉毛的型狀完美地描繪出來，再用眉筆按照眉尾色濃、眉頭色淡的著色要領，就能繪製一對漂亮的眉毛。技法與步驟如下：

●定出眉峰

將弧線約略分為3段，靠近眼尾的1/3段為眉尾，按圖上的垂直虛線往上約0.3公分的位置，定出眉峰的位置。

●繪製眉尾

將弧線尾端連接眉峰，繪製出眉尾的形狀，如**圖3-2**中①所示。

●繪製眉毛下緣

由眉峰處最低的弧線位置，連接往眉頭的弧線下彎處，繪製出眉毛下緣，如**圖3-2**中②所示。

●繪製眉毛上緣

連接由眉峰至眉頭，保持約0.3公分的寬度，就可描繪出眉毛的上緣，並且完成眉毛外形的初步輪廓，如**圖3-2**中③所示。

●眉筆著色

選用咖啡色眉筆，依照眉尾色濃、眉頭色淡的著色要領，就能繪製完成一對漂亮的眉毛。

(二)唇型

由於試題紙已經很清楚地標出上嘴唇與下嘴唇的分界線、嘴唇的寬度、唇峰的位置以及嘴角的位置，所以在繪製嘴唇時，僅需沿著紙圖上的提示點，將嘴唇的型狀完美地描繪出來，再選用適當的唇膏均勻上色（男性遺體妝和女性遺體妝的唇色不同，男性為接近深咖啡的茶色或暗紅色，女性為暗紅色或深紅色），就能繪製出漂亮的唇型。技法與步驟如下：

●繪製上唇

連接唇峰與嘴角，如**圖**3-2中④虛線所示。

●繪製下唇

連接下唇的提示點與嘴角，如**圖**3-2中⑤虛線所示。

●唇膏著色

女性遺體建議選用暗紅色或深紅色唇膏，則能繪製出屬於女性慈祥、溫柔婉約的唇型。

(三)腮紅

修飾的位置，由顴骨方向往嘴角刷成狹長三角型（位置如虛線部分），依**圖**3-2中⑥箭頭的方向所示，色彩必須勻稱而且自然，刷圖的力道要輕盈，力道太強容易在紙圖上凝結殘留的色塊。

(四)眼線

遺體化妝是閉眼妝，只需描繪眼皮的上眼線和睫毛的交接處，自然描繪，線條順暢，眼線的線條寬度不超過0.1公分，下筆力道均勻，勿抖動，如**圖**3-2中⑦所示。

*請影印發給應檢人填寫

第一試題女性遺體化妝　術科測試編號：＿＿＿＿＿＿＿＿　姓名：＿＿＿＿＿＿＿＿

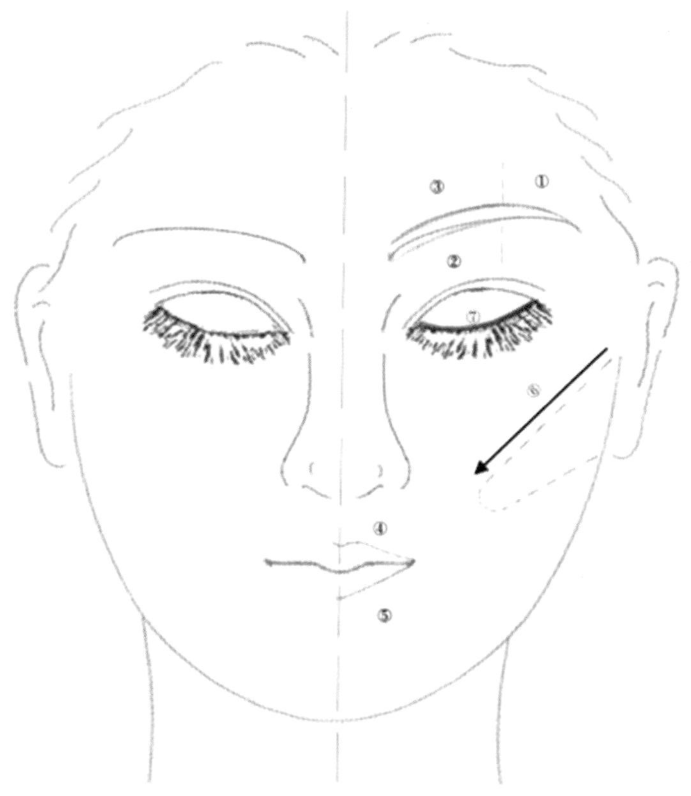

扣分：＿＿＿＿＿＿

監評人員簽名：

（請勿於測試結束前先行簽名）

辦理單位戳記：

圖3-2　女性遺體繪製技法步驟圖示

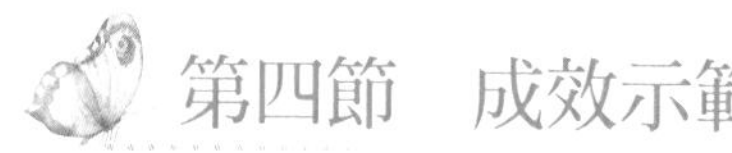

第四節　成效示範

以下是仁德醫專生命關懷事業科110(8A)，學生示範教學的成果，作品列舉如下：

一、男性遺體化妝紙圖

***請影印發給應檢人填寫**

第一試題男性遺體化妝

術科測試編號: ＿＿＿＿＿＿　姓名: Ting (2號)

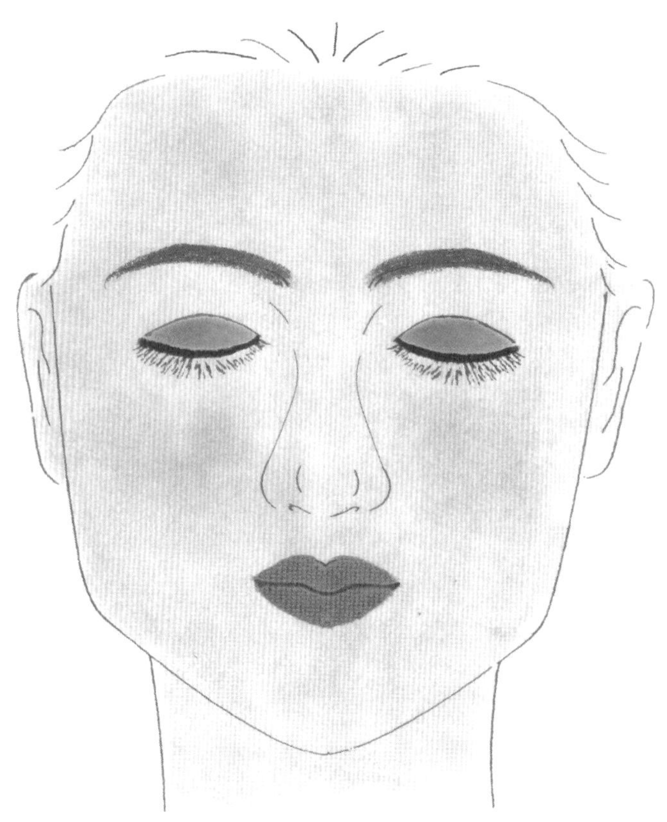

示範學生：王子婷，學號11059002

***請影印發給應檢人填寫**

第一試題男性遺體化妝

術科測試編號：＿＿＿＿＿＿　姓名：＿＿＿＿＿＿

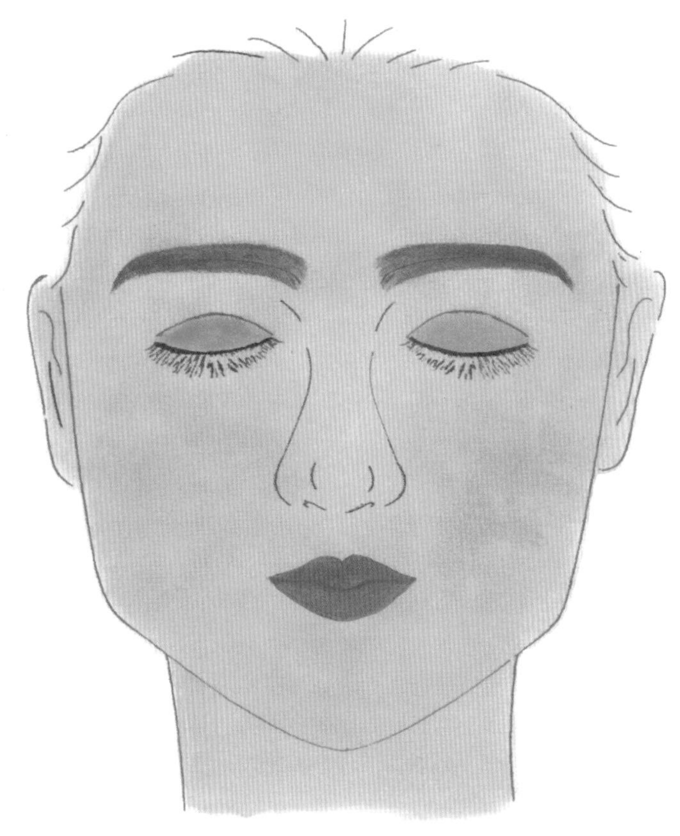

扣分：＿＿＿＿＿＿

監評人員簽名：

（請勿於測試結束前先行簽名）

辦理單位戳記：

示範學生：李翊萱，學號11059050

***請影印發給應檢人填寫**

第一試題男性遺體化妝　　術科測試編號：＿＿＿＿＿＿　姓名：林妤潔

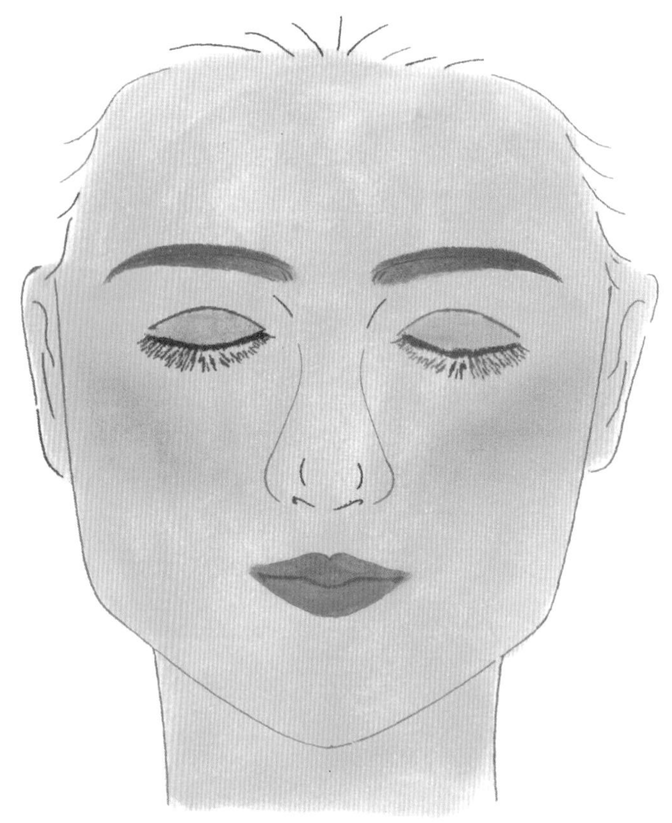

扣分：＿＿＿＿＿＿

監評人員簽名：

（請勿於測試結束前先行簽名）

辦理單位戳記：

示範學生：林妤潔，學號11059011

15

***請影印發給應檢人填寫**

第一試題男性遺體化妝

術科測試編號：＿＿＿＿＿＿ 姓名：邱羽軒

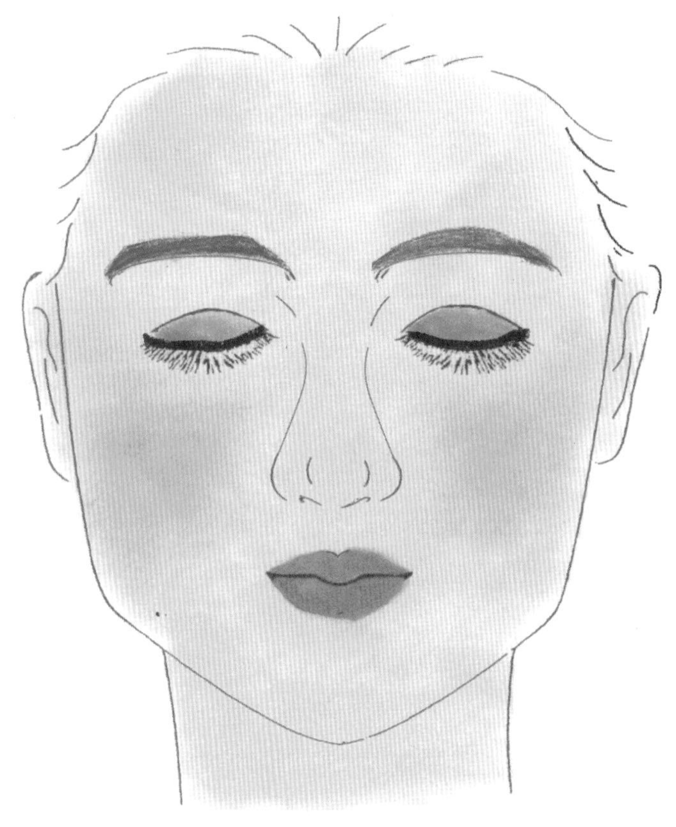

扣分：＿＿＿＿＿＿

監評人員簽名：

（請勿於測試結束前先行簽名）

辦理單位戳記：

示範學生：邱羽軒，學號11059015

*請影印發給應檢人填寫

第一試題男性遺體化妝

術科測試編號：＿＿＿＿＿＿ 姓名：賴婉青

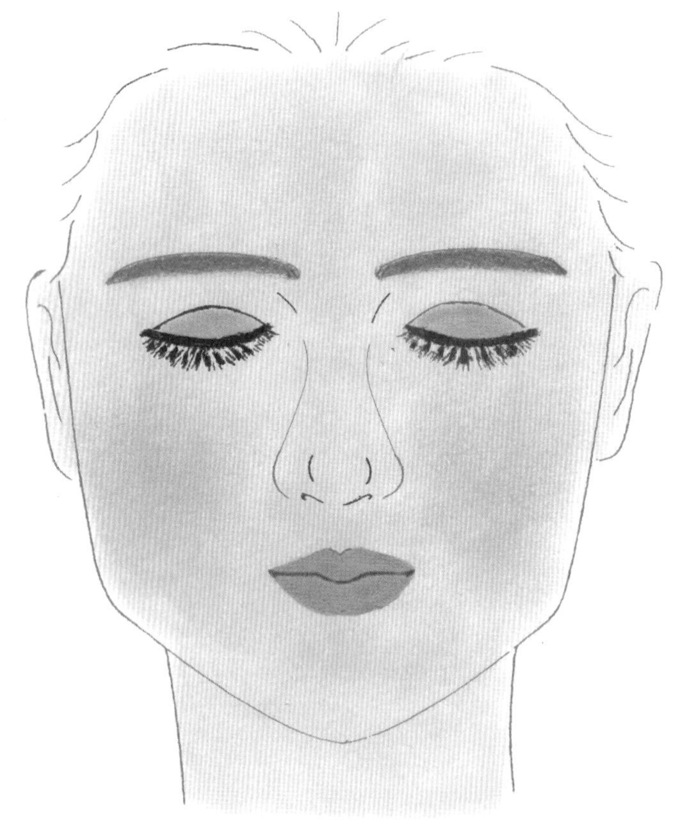

扣分：＿＿＿＿＿＿

監評人員簽名：

（請勿於測試結束前先行簽名）

辦理單位戳記：

示範學生：賴婉青，學號11059040

***請影印發給應檢人填寫**

第一試題男性遺體化妝

術科測試編號：＿＿＿＿＿＿　姓名：胡奕安

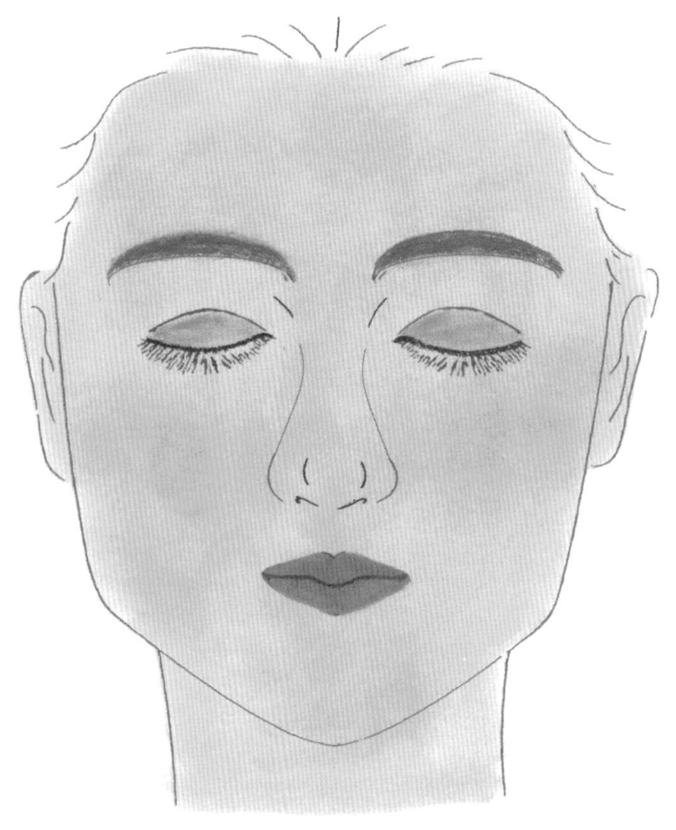

扣分：＿＿＿＿＿＿

監評人員簽名：

（請勿於測試結束前先行簽名）

辦理單位戳記：

示範學生：胡奕安，學號11059018

***請影印發給應檢人填寫**

第一試題男性遺體化妝

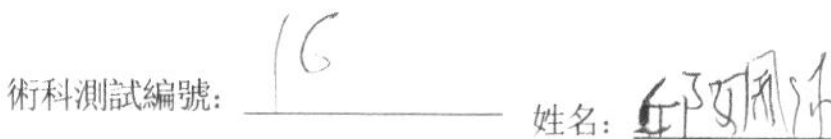

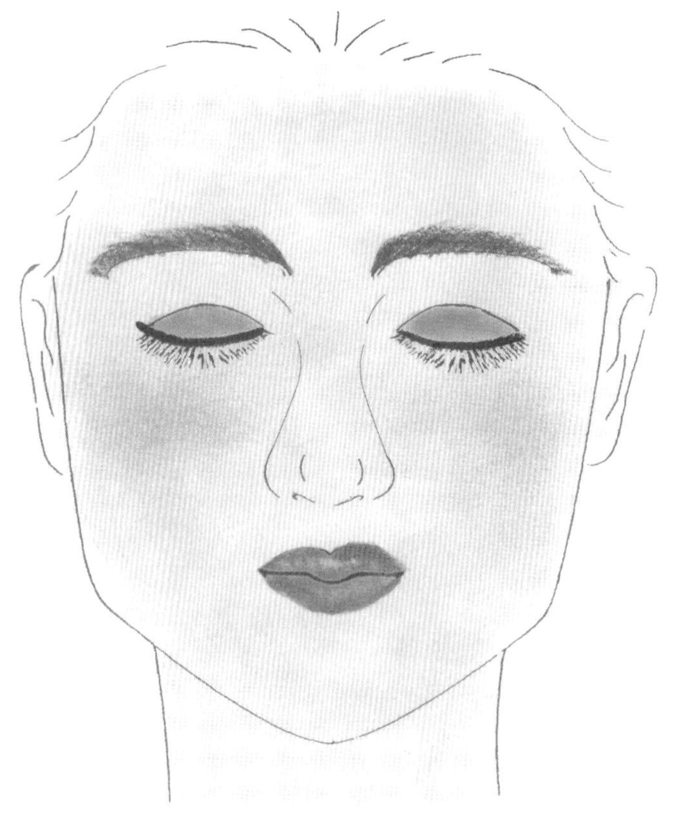

扣分：＿＿＿＿＿＿

監評人員簽名：

（請勿於測試結束前先行簽名）

辦理單位戳記：

示範學生：邱姵沛，學號11059016

***請影印發給應檢人填寫**

第一試題男性遺體化妝

術科測試編號：＿＿＿＿＿＿ 姓名：程心愉

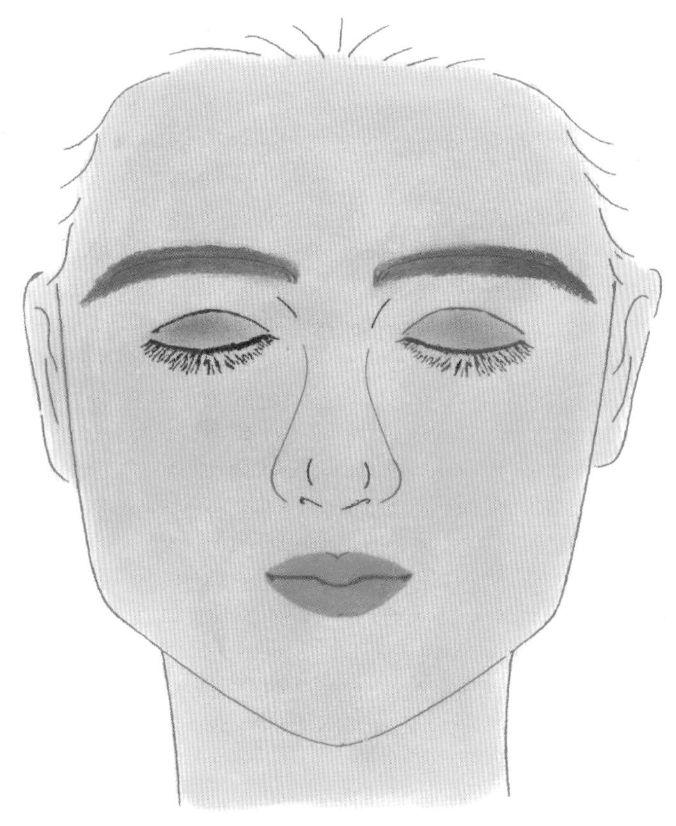

扣分：＿＿＿＿＿＿

監評人員簽名：

（請勿於測試結束前先行簽名）

辦理單位戳記：

示範學生：程心愉，學號11059052

二、女性遺體化妝紙圖

***請影印發給應檢人填寫**

術科測試編號：______________ 姓名：Ting (1號)

第二試題女性遺體化妝

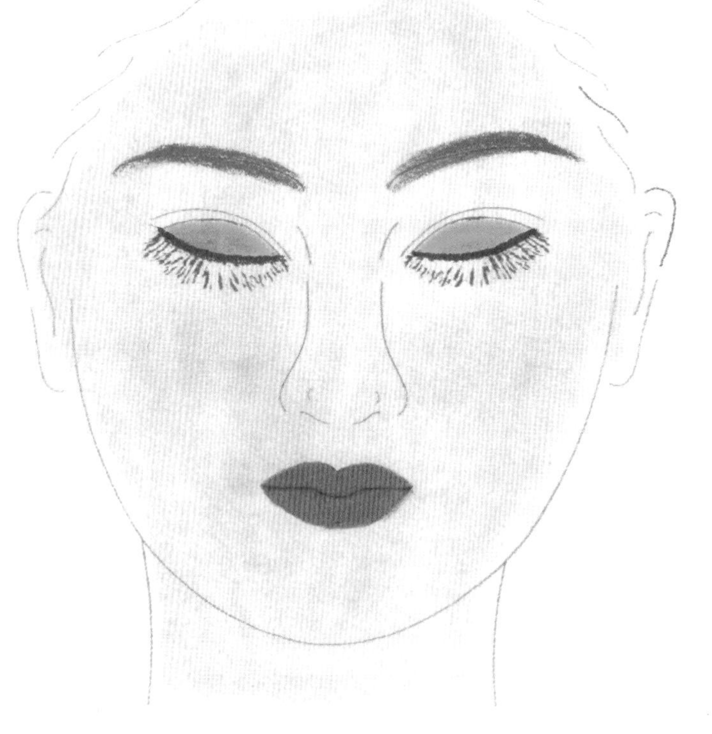

扣分：____________

監評人員簽名：

（請勿於測試結束前先行簽名）

辦理單位戳記：

示範學生：王子婷，學號11059002

*請影印發給應檢人填寫

術科測試編號: ＿＿＿＿＿＿ 姓名: 李翊萱

第二試題女性遺體化妝

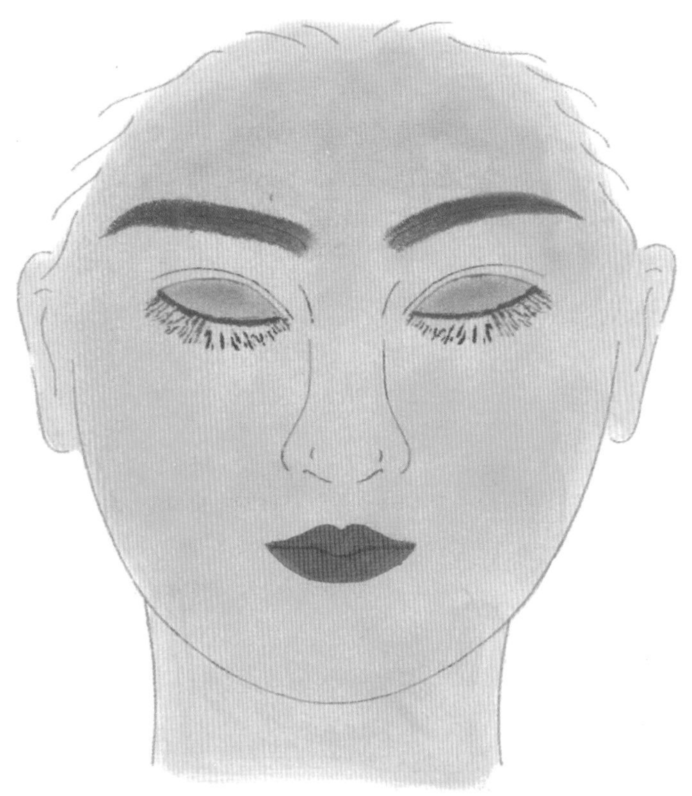

扣分: ＿＿＿＿＿＿

監評人員簽名:

（請勿於測試結束前先行簽名）

辦理單位戳記:

示範學生：李翊萱，學號11059050

***請影印發給應檢人填寫**

術科測試編號：＿＿＿＿＿＿ 姓名：蔡佩珊

第二試題女性遺體化妝

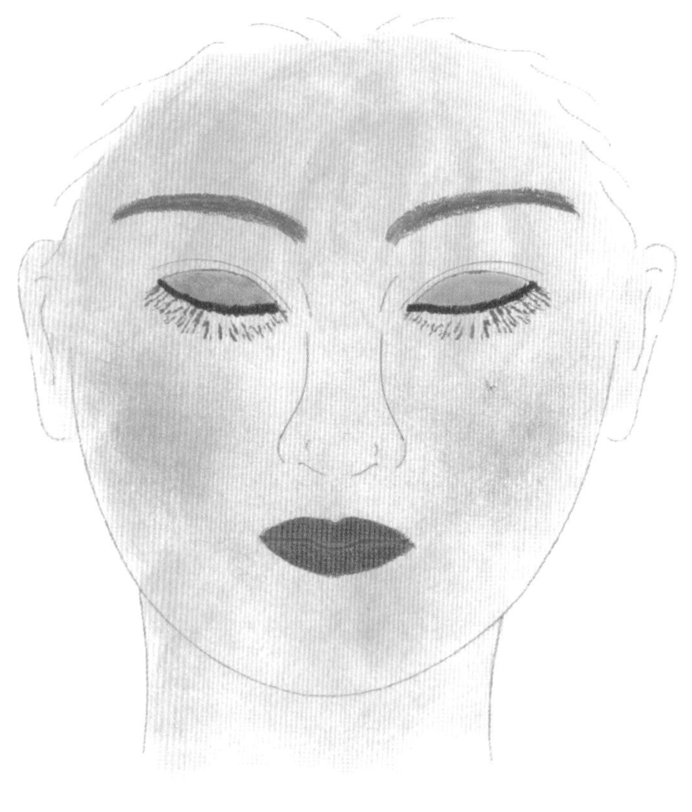

扣分：＿＿＿＿＿＿

監評人員簽名：

（請勿於測試結束前先行簽名）

辦理單位戳記：

示範學生：蔡佩珊，學號11059055

***請影印發給應檢人填寫**

術科測試編號：＿＿＿＿＿＿　姓名：賴婉青

第二試題女性遺體化妝

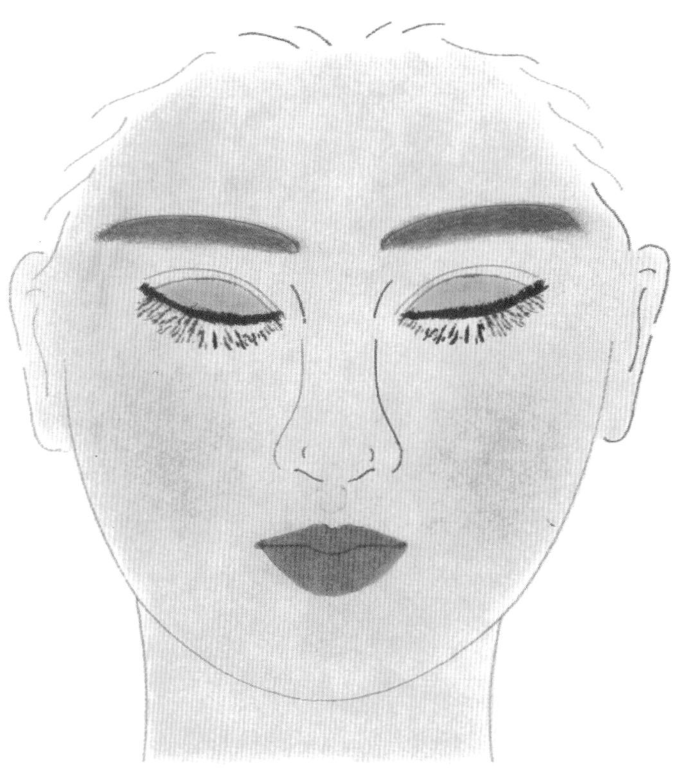

扣分：＿＿＿＿＿＿

監評人員簽名：

（請勿於測試結束前先行簽名）

辦理單位戳記：

示範學生：賴婉青，學號11059040

***請影印發給應檢人填寫**

術科測試編號：＿＿＿＿＿＿

第二試題女性遺體化妝

姓名：林妤潔

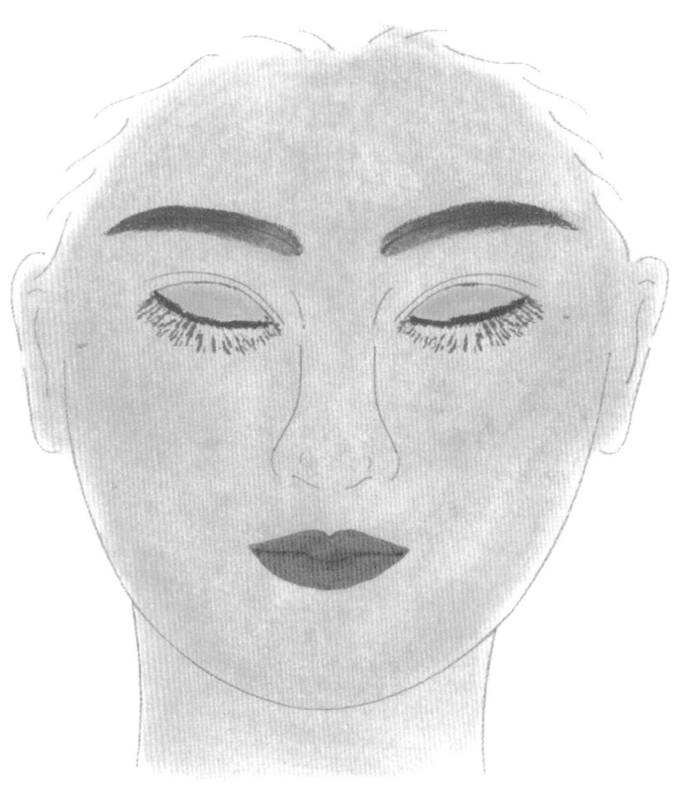

扣分：＿＿＿＿＿＿

監評人員簽名：

（請勿於測試結束前先行簽名）

辦理單位戳記：

示範學生：林妤潔，學號11059011

***請影印發給應檢人填寫**

術科測試編號：＿＿＿＿＿＿＿＿ 姓名：鄒姎蓁

第二試題女性遺體化妝

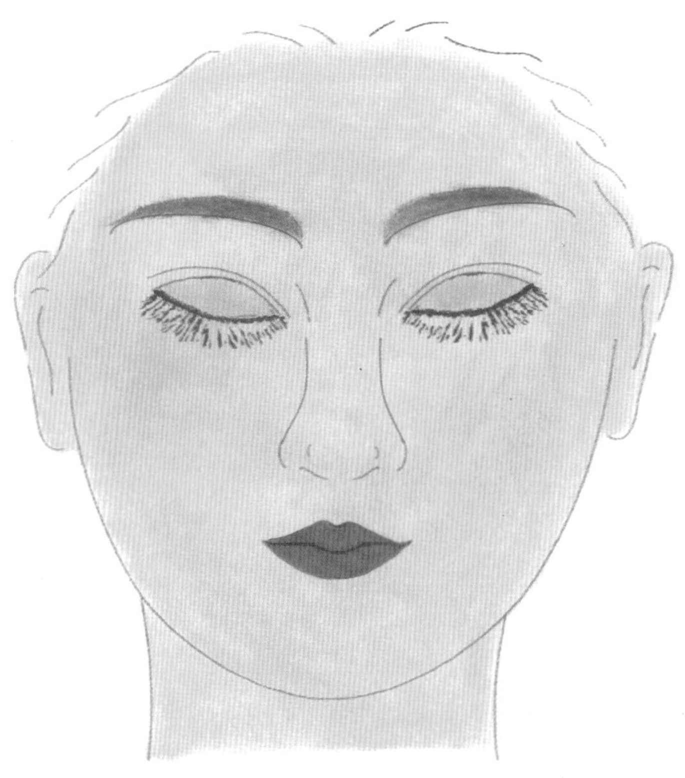

扣分：＿＿＿＿＿＿＿＿

監評人員簽名：

〈請勿於測試結束前先行簽名〉

辦理單位戳記：

示範學生：鄒姎蓁，學號11059035

***請影印發給應檢人填寫**

第二試題女性遺體化妝

術科測試編號：__________ 姓名：廖巧歆

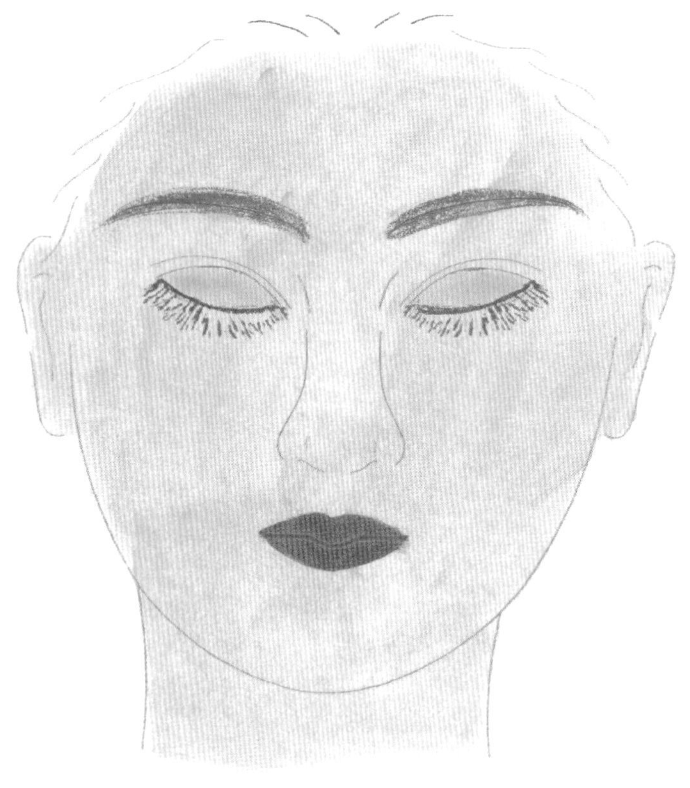

扣分：__________

監評人員簽名：

（請勿於測試結束前先行簽名）

辦理單位戳記：

示範學生：廖巧歆，學號11059036

***請影印發給應檢人填寫**

第二試題女性遺體化妝

術科測試編號：__________ 姓名：程心愉

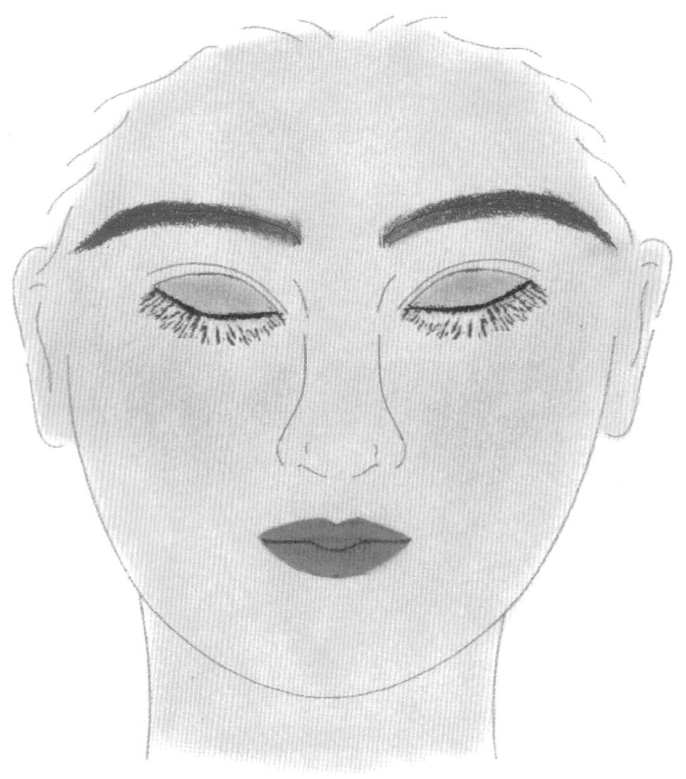

扣分：__________

監評人員簽名：

（請勿於測試結束前先行簽名）

辦理單位戳記：

示範學生：程心愉，學號11059052

國家圖書館出版品預行編目（CIP）資料

遺體美容操作手冊 = Remains makeup manual / 吳旼衛, 連咨宸著. -- 初版. -- 新北市 : 揚智文化事業股份有限公司, 2022.12

面； 公分（生命關懷事業叢書）

ISBN 978-986-298-412-3（平裝）

1.CST: 遺體處理 2.CST: 死亡管理 3.CST: 美容

412.61 111021064

生命關懷事業叢書

遺體美容操作手冊

主　　編／王慧芬
作　　者／吳旼衛、連咨宸
出 版 者／揚智文化事業股份有限公司
發 行 人／葉忠賢
總 編 輯／閻富萍
地　　址／新北市深坑區北深路三段 258 號 8 樓
電　　話／(02)8662-6826
傳　　真／(02)2664-7633
網　　址／http://www.ycrc.com.tw
E-mail ／service@ycrc.com.tw
ISBN ／978-986-298-412-3
初版一刷／2022 年 12 月
定　　價／新台幣 400 元